健康ライブラリー　イラスト版

血液のがんがわかる本

リンパ腫・白血病・多発性骨髄腫

国立がん研究センター中央病院
血液腫瘍科長
伊豆津宏二 監修

講談社

まえがき

この本を手に取っている方のなかには、ご自身が血液のがん（血液がん）と診断されている、またはその疑いがあると最近言われたり、ご家族、またはご友人などがそのように診断されていたりで、特定の血液がんについて理解を深めたい、情報を得たいと思っていらっしゃる方が多いのではないかと思います。

血液がんは、胃がん、乳がん、肺がんなどとくらべると患者数は少なく、一般の方が利用できる情報も少ないのが現状でしょう。白血病、リンパ腫、多発性骨髄腫など、病気の名前を何度か聞いたことはあっても、それがどのような病気で、どのような治療がおこなわれるのかを知っている方はほとんどいらっしゃらないかもしれません。医師であっても、別の専門分野の医師からは、「難しそうな分野の病気というイメージがある」という話をよく聞きます。一般の方が担当の医師から病気や治療の説明を聞いたあと、「よくわからなかった」という感想をもったとしても、まったく不思議なことではありません。

この本は、患者さん自身を含む一般の方に、難しそうなイメージのある血液がんについての理解を深めるきっかけとして使っていただくことを目的としています。血液がんに共通する項目と、個々の病気に関する項目の両方を含んでいます。新しい治療の開発が進んでいる分野ですので、なるべく最新の情報も含めて紹介するように心がけました。ただ、紙面の関係で、ごく一部の病気の治療についてしか触れられていません。それでも、血液がんとのつきあい方について、一般的な考え方を知るうえで参考にしていただけると思います。

最後に、本書が少しでも血液がんの理解に役立ち、血液がんの患者さんが安心して治療を受けられるきっかけになることを願っています。

国立がん研究センター中央病院血液腫瘍科長
伊豆津 宏二

血液のがんがわかる本
リンパ腫・白血病・多発性骨髄腫

もくじ

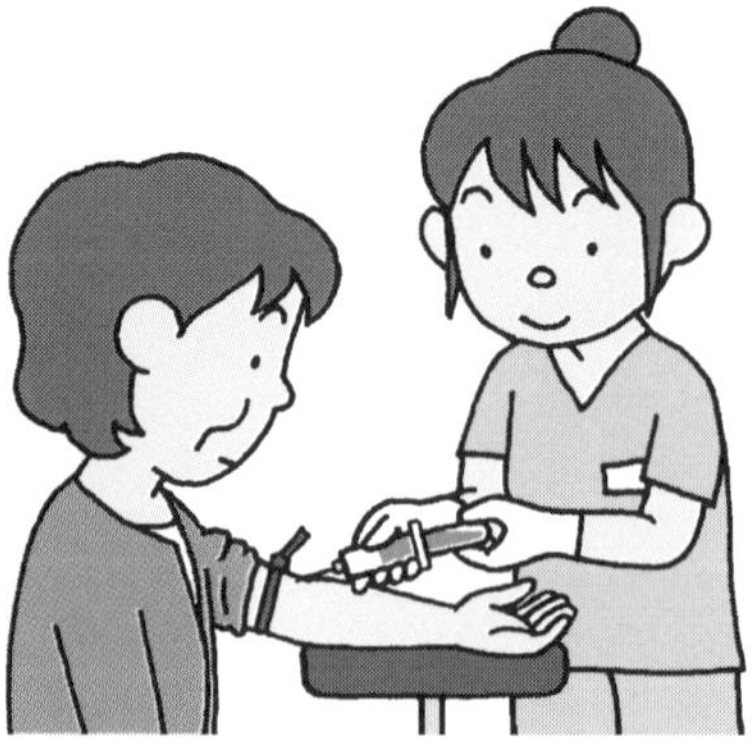

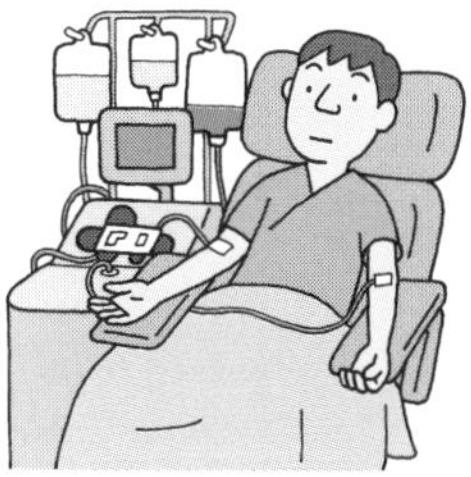

第2章 リンパ腫の特徴と治し方……31

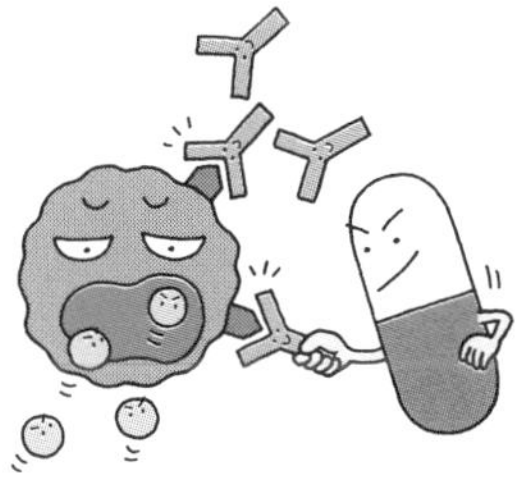

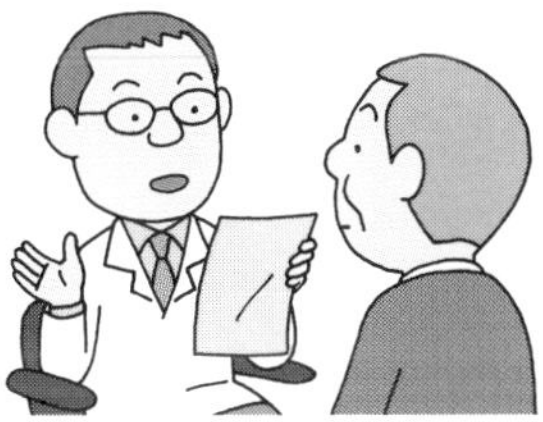

第5章　治療中、治療後の過ごし方……83

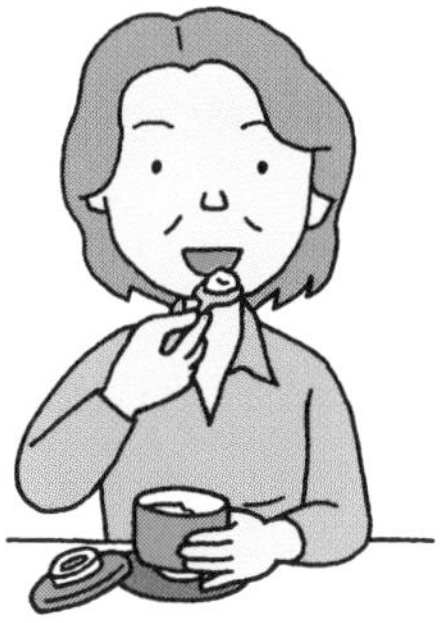

リンパ腫・白血病・多発性骨髄腫
同じ「血液のがん」でも違うことばかり!?

「血液のがん」は、リンパ腫、白血病、多発性骨髄腫の3つに大別されます。同じ血液のがんだから、あるいは病名が同じだからといって、症状や治療のしかたが同じとは限りません。自分や身近な人の場合はどうなのか、個別に確認していく必要があります。

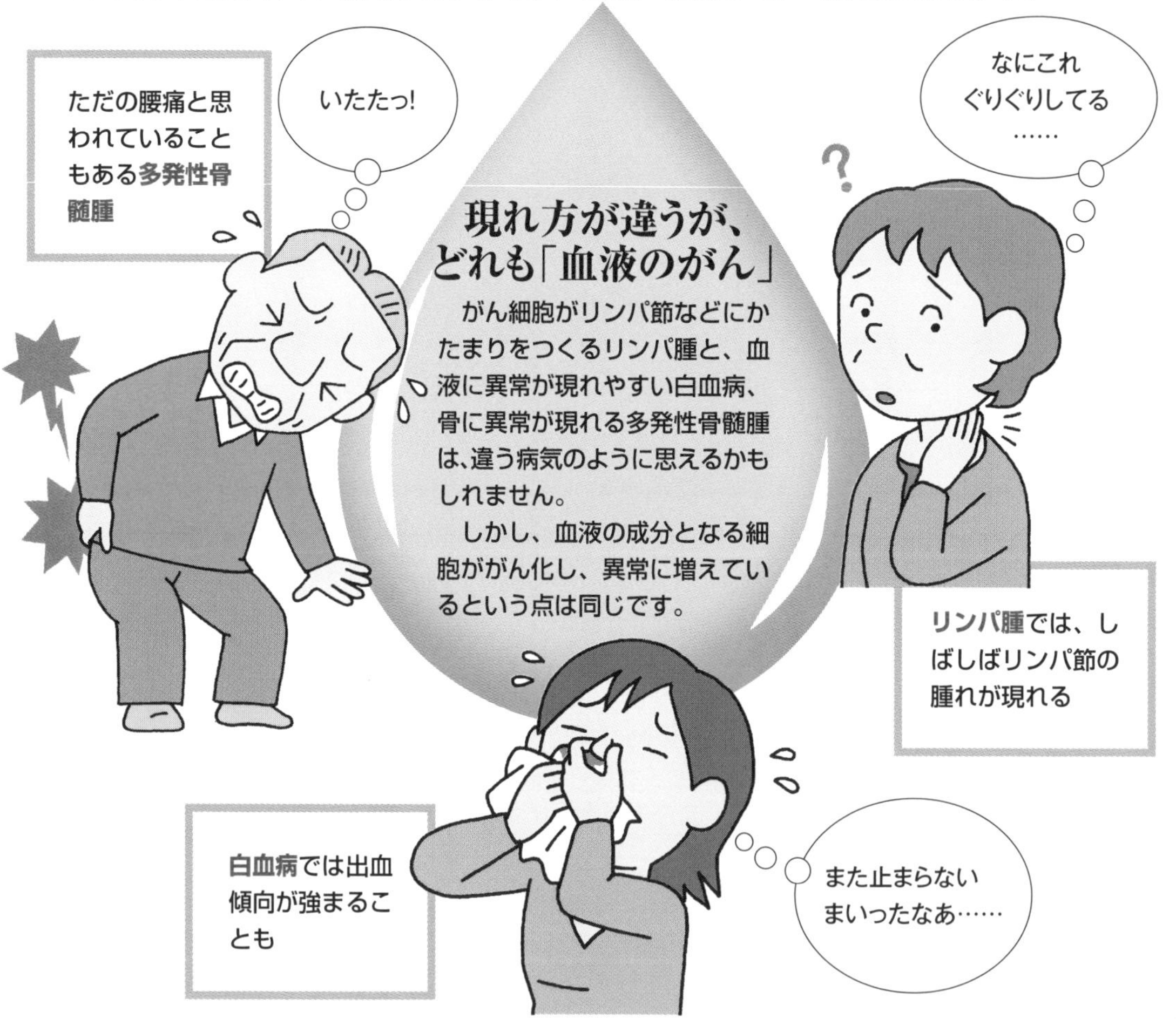

ただの腰痛と思われていることもある**多発性骨髄腫**
いたたっ!
なにこれ ぐりぐりしてる ……
リンパ腫では、しばしばリンパ節の腫れが現れる
白血病では出血傾向が強まることも
また止まらない まいったなあ……

現れ方が違うが、どれも「血液のがん」

がん細胞がリンパ節などにかたまりをつくるリンパ腫と、血液に異常が現れやすい白血病、骨に異常が現れる多発性骨髄腫は、違う病気のように思えるかもしれません。

しかし、血液の成分となる細胞ががん化し、異常に増えているという点は同じです。

治療のために長期間入院する必要がある場合もあるが……

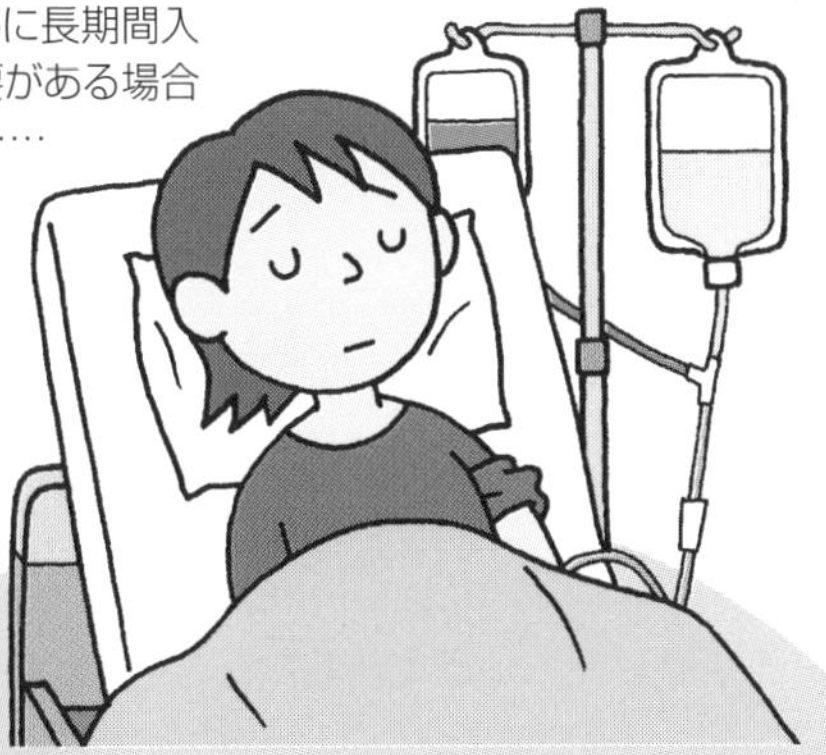

見つかり方は人それぞれ

自覚症状が発見のきっかけになることもあれば、健診などで受けた検査結果から、たまたま「血液のがん」が見つかることもあります。

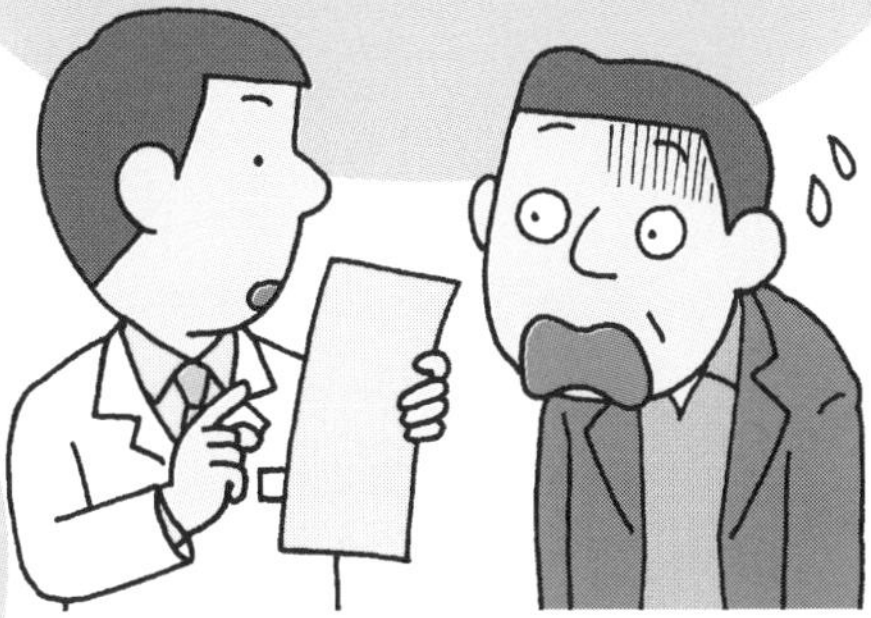

なんの症状もないまま「白血病の疑いがある」などと言われることも

治療の進め方はいろいろ

血液のがんとわかったあと、どう対応していくかもいろいろです。治療を急いだほうがよい場合もあれば、治療せずに経過をみていけばよい場合もあります。

入院は必要ない場合もある

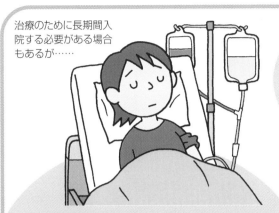

イメージと違う!?

実際に自分が直面している病気は、これまで見聞きしてきた情報をもとにした「血液のがん」のイメージとは違うかもしれません。

ひとつ言えるのは、血液のがんに対する治療は年々進歩しているということです。がん細胞に的を絞った治療薬も登場し、移植治療を受けずとも落ち着く例も増えています。

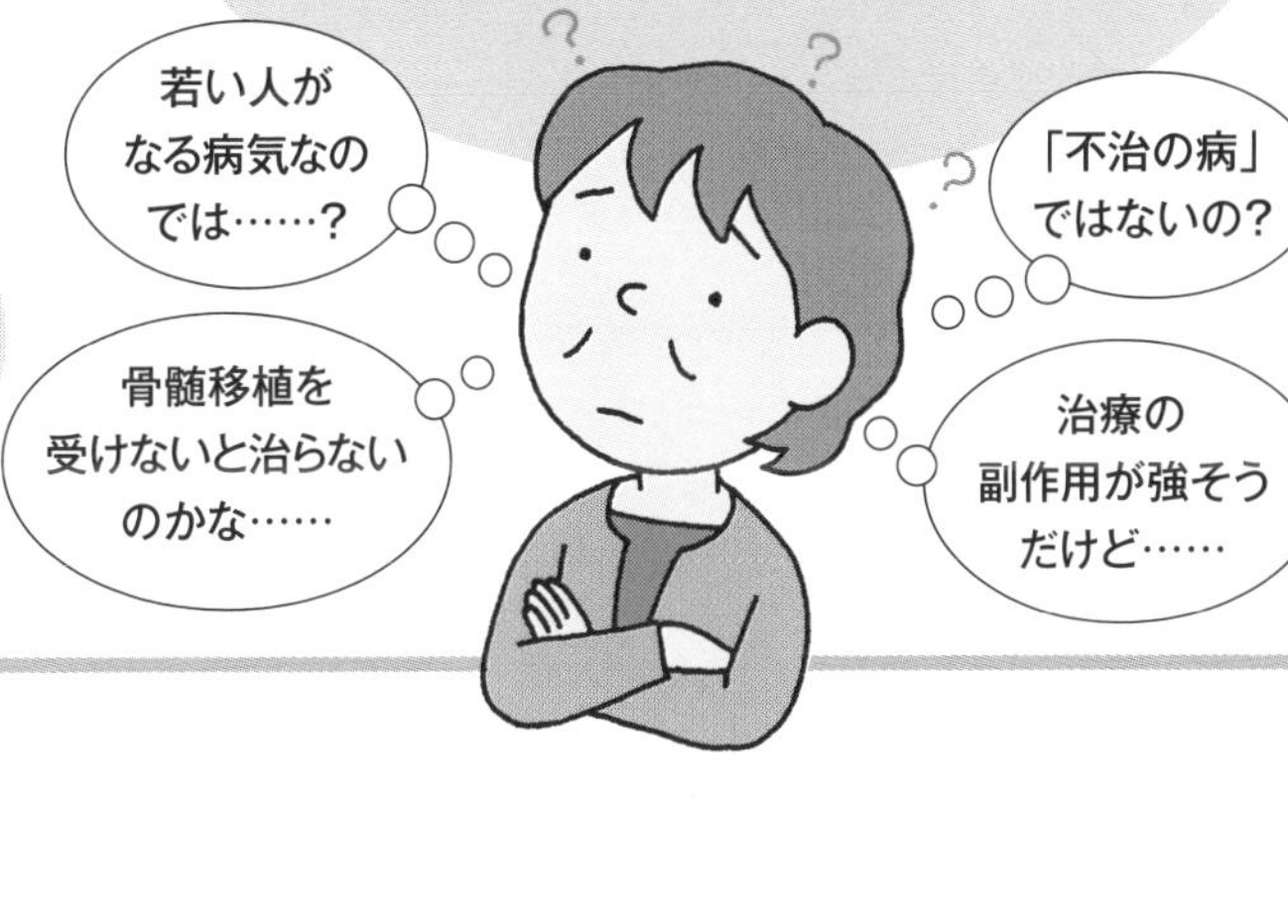

若い人がなる病気なのでは……？
「不治の病」ではないの？
骨髄移植を受けないと治らないのかな……
治療の副作用が強そうだけど……

多種多様な血液のがん。共通点、相違点を知っていれば、自分に必要な情報を集め、理解し、役立てやすくなるでしょう。本書で、基本的かつ新しい知識を一緒に学んでいきましょう。

増えている「血液のがん」の患者さん

血液のがんは、中高年に多くみられる病気です。社会の高齢化が進むにつれて、血液のがんにかかる人も増えています。

▼患者数の年次推移（男女計／全年齢）

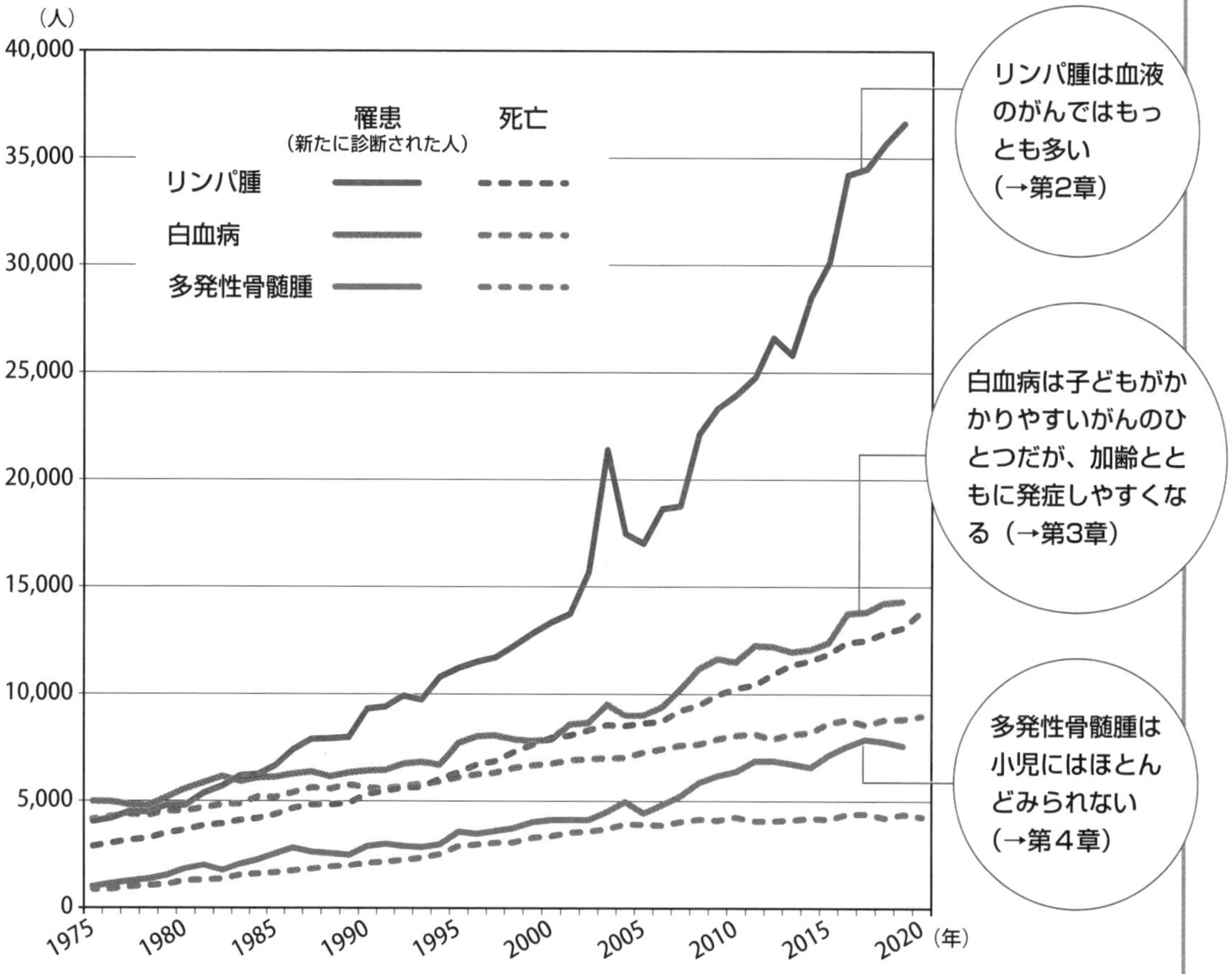

（人）
40,000
35,000
30,000
25,000
20,000
15,000
10,000
5,000
0
罹患
（新たに診断された人）
死亡
リンパ腫
白血病
多発性骨髄腫
1975
1980
1985
1990
1995
2000
2005
2010
2015
2020
（年）
リンパ腫は血液のがんではもっとも多い（→第2章）
白血病は子どもがかかりやすいがんのひとつだが、加齢とともに発症しやすくなる（→第3章）
多発性骨髄腫は小児にはほとんどみられない（→第４章）

（国立がん研究センターがん対策情報センターによる）

患者数が増えるとともに、血液のがんで亡くなる人も増えています。ただし、新たにかかる人の増え方にくらべ、血液のがんが原因で亡くなる人の増え方はゆるやかです。血液のがんにかかったからといって、必ずしも命にかかわるわけではないのです。

第1章

「血液のがん」の基礎知識

血液に異常が現れやすい白血病と、
腫瘍がみられるリンパ腫、多発性骨髄腫は、
いずれも血液細胞ががん化し、増えていく病気です。
血液細胞とは?　がん化するとはどういうことでしょうか?
自分の病気を理解するために、基本的な知識を学んでおきましょう。

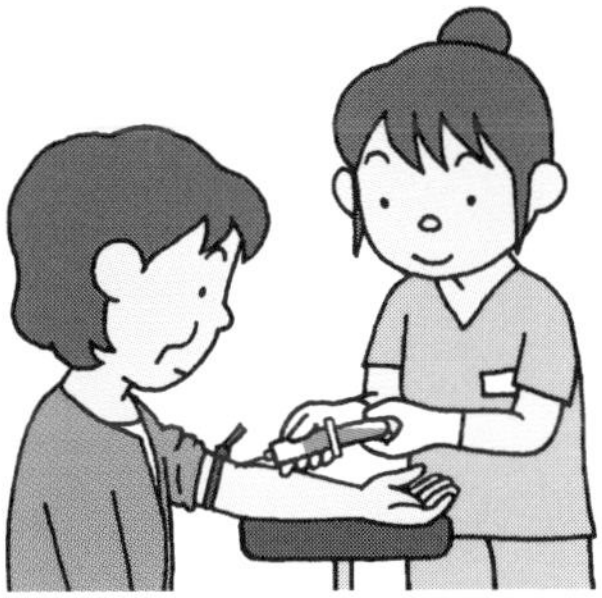

血液のがんとは①

血液細胞が、がん化して増えていく病気

血液のがんは、血液細胞ががん化する病気です。血液細胞のなかでも主に白血球のもとになる細胞や、白血球の一種であるリンパ球が異常に増えていきます。

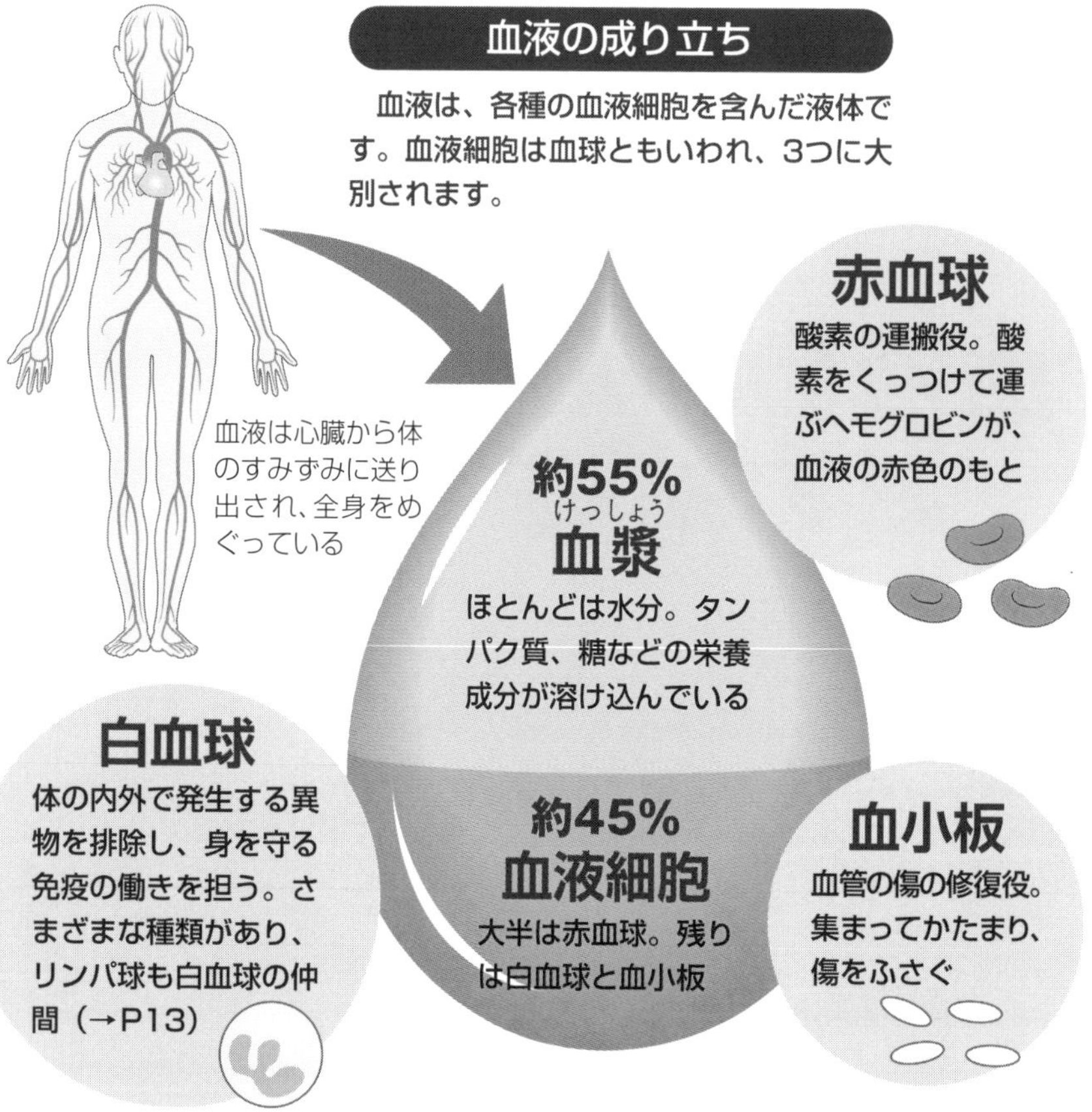
血液の成り立ち
血液は、各種の血液細胞を含んだ液体です。血液細胞は血球ともいわれ、3つに大別されます。
血液は心臓から体のすみずみに送り出され、全身をめぐっている
約55%
血漿《けっしょう》
ほとんどは水分。タンパク質、糖などの栄養成分が溶け込んでいる
約45%
血液細胞
大半は赤血球。残りは白血球と血小板
赤血球
酸素の運搬役。酸素をくっつけて運ぶヘモグロビンが、血液の赤色のもと
白血球
体の内外で発生する異物を排除し、身を守る免疫の働きを担う。さまざまな種類があり、リンパ球も白血球の仲間（→P13）
血小板
血管の傷の修復役。集まってかたまり、傷をふさぐ

増え始める場所は病気によって違う

血液細胞は、赤血球、白血球、血小板の大きく三つに分けられます。血液のがんは、これら血液細胞に異常が生じ、がん細胞となって増え続けていく病気です。

血液がつくられる過程や、血液の働きはとても複雑です。どの細胞ががん化し、どこで増えていくかは、リンパ腫、白血病、多発性骨髄腫それぞれで違います（↓P8）。ただし、リンパ腫が進行し、リンパ節だけでなく血液や骨髄の中にがん細胞が入り込んで増えていくこともあります。白血病が進行し、リンパ節が腫れることもあります。「血液のがん」として共通点も多いのです。

どこで異常な細胞が増えているか

血液細胞は血液以外のところにも存在します。骨髄はすべての血液細胞が生まれ、育つ場です。免疫にかかわるリンパ節や臓器には、白血球の一種であるリンパ球が数多くみられます。がん化した異常な細胞がどこで増え始めるかは、病気の種類によって異なります。

▼血液細胞の居場所

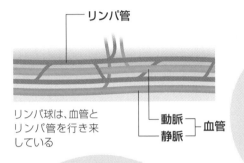

リンパ球は、血管とリンパ管を行き来している

血液

成熟した血液細胞は血液となり、血管を通って全身をめぐる

●白血病では血液内にも異常な細胞が現れやすい

骨髄

骨の中にあるスポンジ状の組織。すべての血液細胞はここで生まれ、成熟していく

●白血病や多発性骨髄腫では骨髄で異常な細胞（がん細胞）が増える

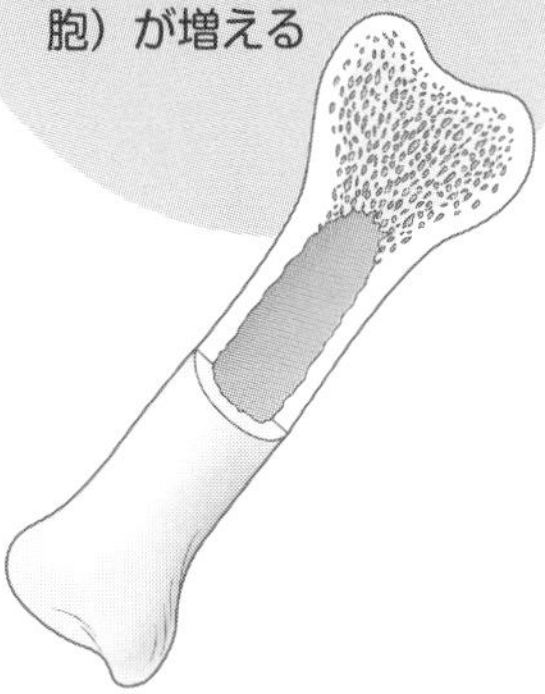

リンパ節

リンパ管を流れる液体がリンパ。白血球の一種であるリンパ球も多く含まれている。リンパ管のところどころにあるリンパ節にはリンパ球が多く集まり、細菌やウイルスなどの異物と闘い、排除している

●リンパ腫では、がん化したリンパ球がリンパ節にたまる

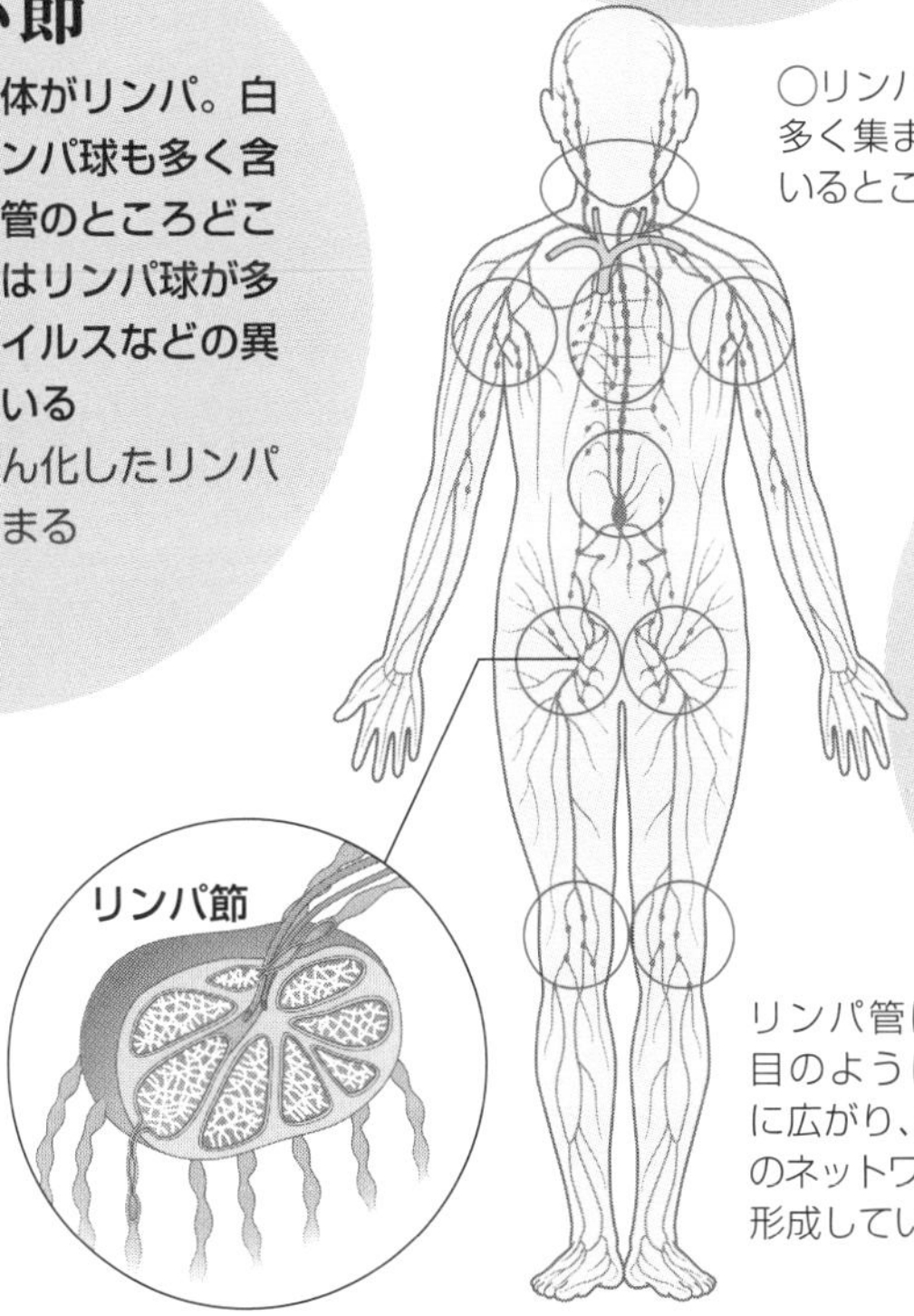

○リンパ節が多く集まっているところ

リンパ節は免疫の要となるところ。首、わきの下、胸部、腹部、鼠径部《そけいぶ》、ひざの裏などには、とくに多くのリンパ節が見られる

リンパ管は網の目のように全身に広がり、免疫系のネットワークを形成している

さまざまな臓器

各臓器には血管やリンパ管が張りめぐらされており、がん化したリンパ球がかたまりをつくることがある。とくに免疫にかかわる働きをしている脾臓《ひぞう》や腸管は、リンパ球が多く集まるところ

●リンパ腫では、臓器にがん化したリンパ球が集まることも

がん化した細胞の種類によって病名・特徴は違う

すべての血液細胞は、骨髄で生まれた「造血幹細胞《ぞうけつかんさいぼう》」が変化を遂げたもの。造血幹細胞がさまざまな細胞に変化していく過程のどこでがん化したかで、血液のがんはさまざまなタイプに分かれます。

造血幹細胞がすべての細胞のもと

赤血球と白血球、血小板は、見た目も役割も異なりますが、もとをたどればみな造血幹細胞に行き着きます。造血幹細胞はサイトカインという物質の影響を受けて形を変え、骨髄で成熟した血液細胞へと変化していきます。この過程を分化・成熟といいます。分化・成熟の途中でがん化することも、成熟し、骨髄の外に出た細胞が異常に増えることもあります。どの細胞ががん化したか知ることが、自分の病気の理解につながります。

血液細胞のでき方

すべての血液細胞のもとになる造血幹細胞は、まず2つのタイプに分かれ、分化をくり返しながら成熟していきます。

がん化した細胞が骨髄系の細胞か、リンパ系の細胞か、分化・成熟する途中か、成熟したあとかで病名や特徴は違ってきます。

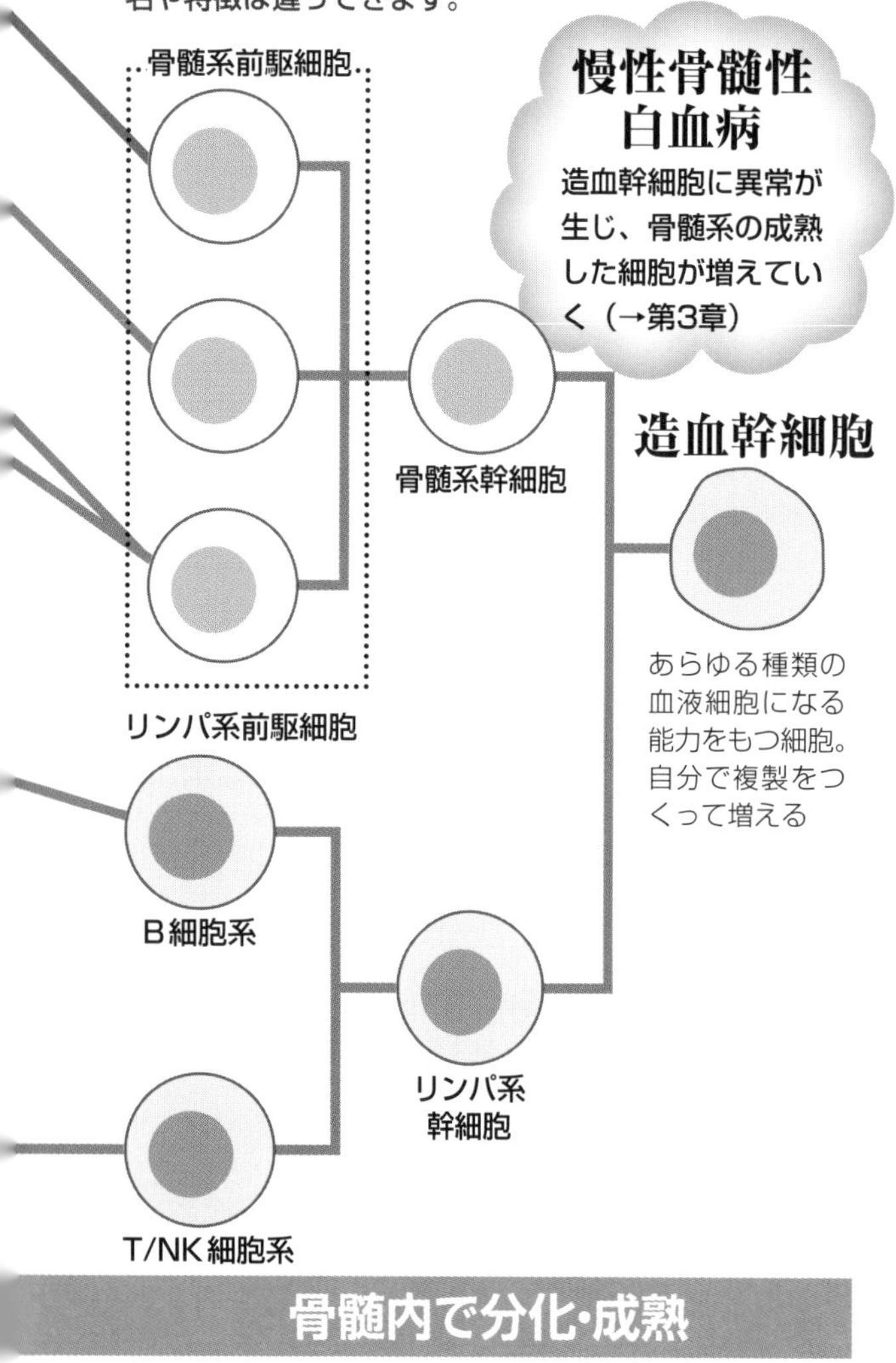
骨髄系前駆細胞
慢性骨髄性白血病
造血幹細胞に異常が生じ、骨髄系の成熟した細胞が増えていく（→第3章）
骨髄系幹細胞
造血幹細胞
あらゆる種類の血液細胞になる能力をもつ細胞。自分で複製をつくって増える
リンパ系前駆細胞
B細胞系
リンパ系幹細胞
T/NK細胞系
骨髄内で分化・成熟

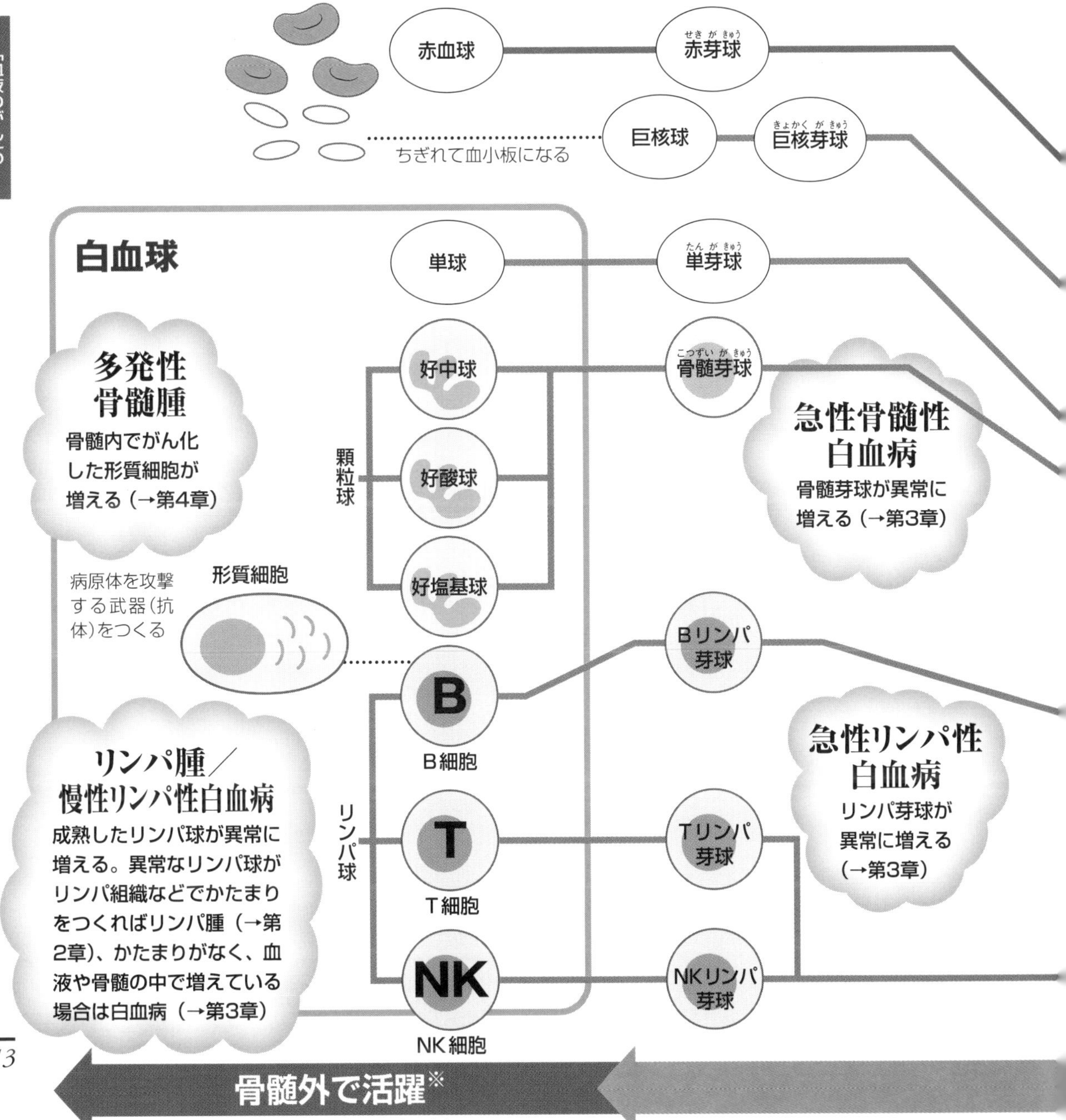

赤血球
赤芽球《せきがきゅう》
巨核球
巨核芽球《きょかくがきゅう》
ちぎれて血小板になる
白血球
単球
単芽球《たんがきゅう》
好中球
好酸球
好塩基球
顆粒球
骨髄芽球《こつずいがきゅう》
多発性骨髄腫
骨髄内でがん化した形質細胞が増える（→第4章）
急性骨髄性白血病
骨髄芽球が異常に増える（→第3章）
病原体を攻撃する武器（抗体）をつくる
形質細胞
B
B細胞
Bリンパ芽球
T
T細胞
Tリンパ芽球
NK
NK細胞
NKリンパ芽球
リンパ球
リンパ腫／慢性リンパ性白血病
成熟したリンパ球が異常に増える。異常なリンパ球がリンパ組織などでかたまりをつくればリンパ腫（→第2章）、かたまりがなく、血液や骨髄の中で増えている場合は白血病（→第3章）
急性リンパ性白血病
リンパ芽球が異常に増える（→第3章）
骨髄外で活躍※

※形質細胞は骨髄に戻るものも多い

原因

ほとんどは原因不明。だれでもなりうる

「がん」と聞くと、多くの人は「なにが原因だったのだろう……」と思い悩みます。しかし、ほとんどの場合「これ」といえる原因はわかりません。だれでもなりうる病気です。

勝手に分裂・増殖をくり返すがん細胞

体内では絶えず細胞が分裂して増え、古くなった細胞が新しい細胞に置き換わっています。細胞の核にあり、増え方をコントロールしている遺伝子（DNA）に異常が生じ、分裂・増殖をコントロールできなくなった細胞ががん細胞です。がん化した血液細胞は、リンパ腫ではリンパ腫細胞、白血病では白血病細胞、多発性骨髄腫では骨髄腫細胞ともいわれます。

遺伝子の異常は、なにかひとつの原因で起こるわけではなく、血液細胞の中で徐々に生じると考えられています。多くの場合、親から遺伝したものでもなく、子に遺伝することもありません。

がん細胞の特徴

なんらかの原因で血液細胞内の遺伝子が傷ついたり、遺伝情報が正しく伝わらなくなったりして、勝手に分裂・増殖をくり返すようになった細胞が、がん細胞です。

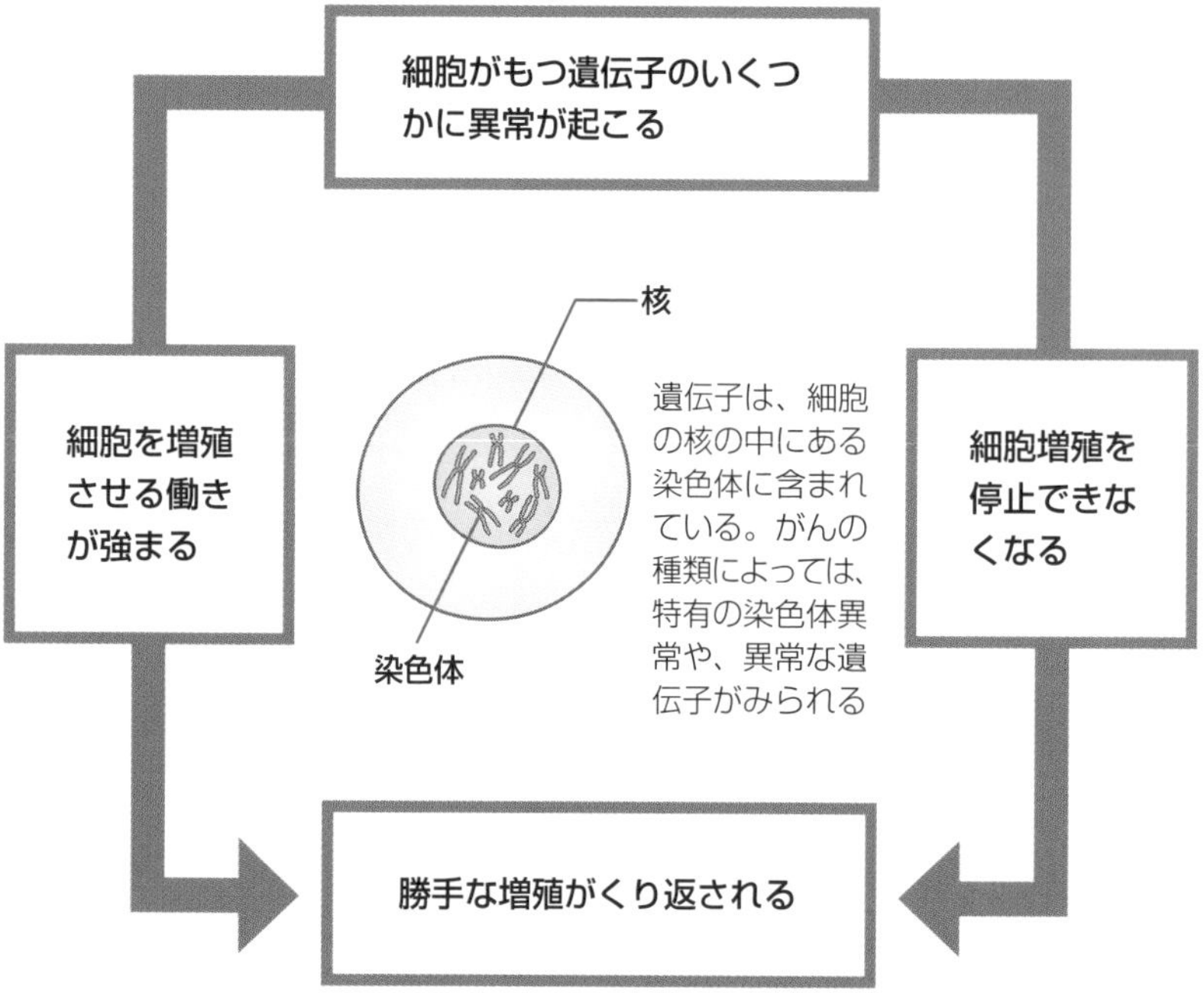

細胞がもつ遺伝子のいくつかに異常が起こる
細胞を増殖させる働きが強まる
細胞増殖を停止できなくなる
核
染色体
遺伝子は、細胞の核の中にある染色体に含まれている。がんの種類によっては、特有の染色体異常や、異常な遺伝子がみられる
勝手な増殖がくり返される

がん化に関連するかもしれない要因

ほとんどの場合、遺伝子に異常が生じる原因は不明です。しかし、なかには関連性が示されているものもあります。

ウイルスや細菌の感染

たとえば成人T細胞白血病リンパ腫（→P40）は、乳幼児期にHTLV-1（ヒトT細胞白血病ウイルス1型）に感染した人にみられる病気です。ただし、感染した人が一生のうちに成人T細胞白血病リンパ腫を発症する確率は約5%といわれます。

ピロリ菌の感染がリンパ腫の発症に関連することもあります（→P43）

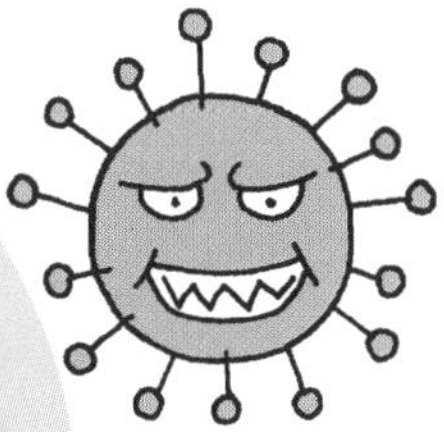

HTLV-1に感染している人は推定約80万人（2020年現在）

大量の放射線や抗がん剤

画像検査に用いられる程度なら問題ありませんが、大量の放射線を浴びると白血病を発症するリスクが高まります。別の病気を治すための放射線療法や、抗がん剤の影響と考えられる場合もあります。

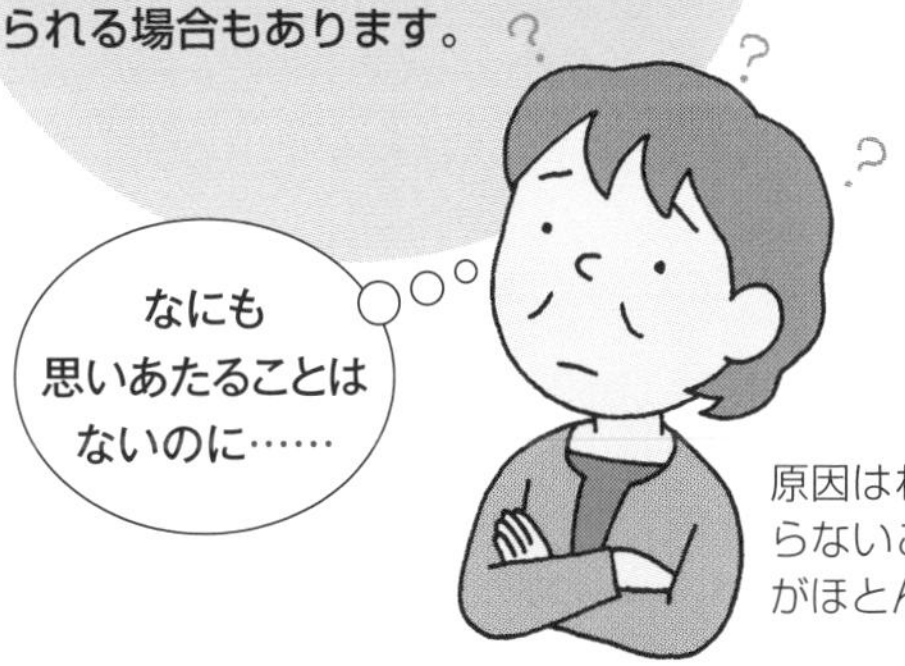

原因はわからないことがほとんど

加齢

ほかの多くのがんと同様に加齢により発がんのリスクは高まります。

免疫異常

関節リウマチなどの自己免疫疾患、免疫を抑制する薬の使用などが、リンパ腫の発症に関連することがあります。

子どもの血液のがんの多くは白血病

血液のがんは子どもから高齢者までだれもがかかりうる病気であり、小児がん（〇～一四歳）のなかでは、最も多いがんでもあります。

子どもと高齢者では発症しやすい病気が少し違います。子どもの血液のがんは、進行が速いものも多いのですが、治療法の進歩によりすっかりよくなる例も増えています。

子どもの場合

- 小児がんの約3割が白血病、約1割がリンパ腫※
- 白血病のうち約7割が急性リンパ性白血病。次いで急性骨髄性白血病
- リンパ腫は進行が速いタイプのものが多い

大人の場合

- いちばん多いのはリンパ腫。次いで白血病、多発性骨髄腫（→P8）
- 白血病は骨髄性のものが多い
- リンパ腫の種類はさまざま

※がん診療連携拠点病院等「院内がん登録」2016-2017年　小児AYA集計報告書による

発見のきっかけ

症状や健診結果などが発見のきっかけに

気がかりな症状の原因を探るうちに血液のがんとわかることもありますが、なんの自覚症状もないまま、健診や別の目的で受けた検査で異常が見つかる例も増えています。

見つかったきっかけ

発見に至るきっかけはいろいろです。健診などで受けた血液検査や画像検査で異常が見つかることもあります。

症状があって受診した

自覚症状が現れ、原因を調べるうちに発覚することもあります。

血液検査で異常が指摘された

白血病は血液に異常が現れやすいのですが、リンパ腫や多発性骨髄腫は、初めのうちは血液に異常がみられないこともあります。

- 白血球数の異常。増えることも減ることもある
- 赤血球、血小板数の異常。減ることが多い
- リンパ腫や多発性骨髄腫が進むと、LDH（乳酸脱水素酵素）の数値が高くなりやすい

画像検査で異常が見つかった

胸部X線検査や腹部エコー検査でリンパ節の腫れが見つかったり、胃の内視鏡検査で胃にこぶが見つかったりすることも。

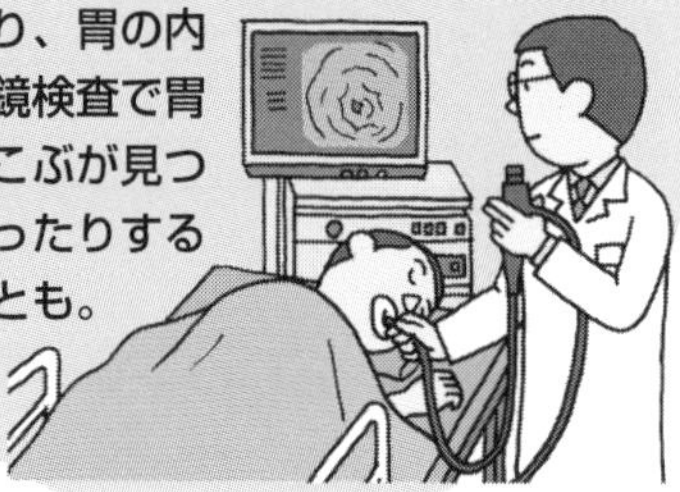

症状の出やすさは病気によって違う

血液のがんには、症状に気づきやすいものもあれば、気づきにくいものもあります。

たとえばリンパ腫ではしばしばリンパ節の腫れがみられます。急性の白血病では倦怠感や発熱などの症状が、多発性骨髄腫では痛みなどの症状が現れやすくなります。いずれも、がん特有の症状とはいえませんが、長引くようなら放置せず、原因を調べることが発見につながります。

慢性の白血病や、リンパ腫が体の内部にできている場合などは、まったく症状がないことも多いもの。健康診断などでたまたま見つかる例が大半です。

自覚症状の現れ方

症状の現れ方は病気の種類によって異なりますが、病状が進めば、あらゆる症状が出やすくなります。

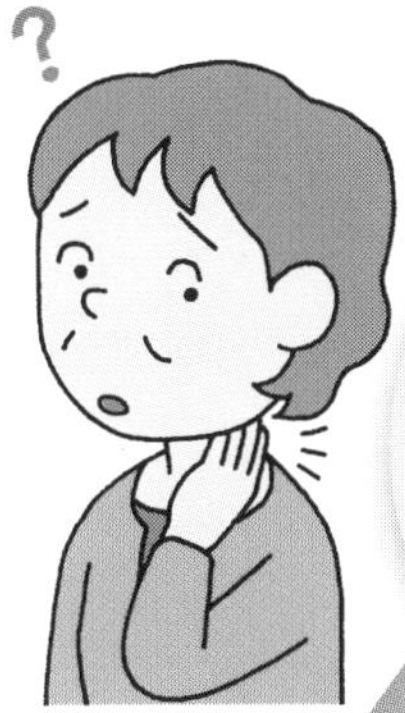

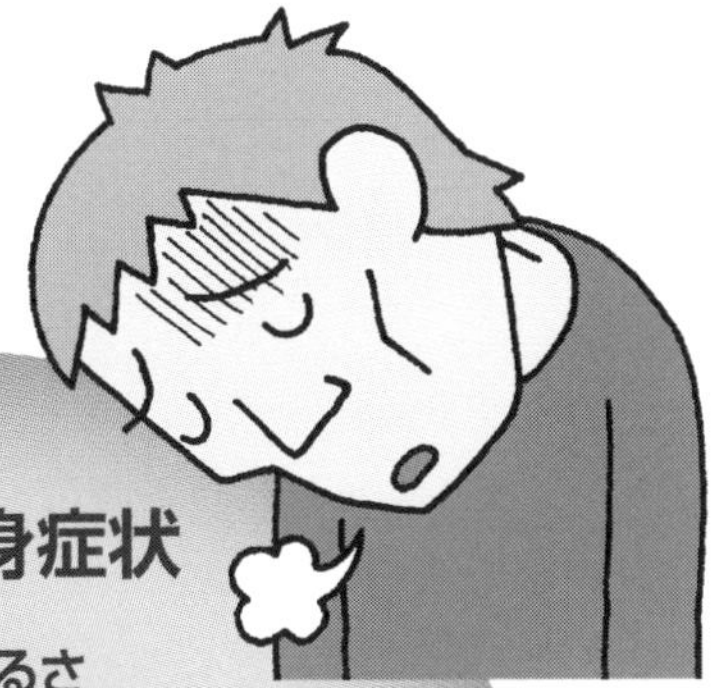

リンパ節の腫れ

リンパ腫では、しばしば首やわきの下、足のつけ根などにぐりぐりとした痛みのないしこりができます。ただし、感染・炎症が原因で一時的にリンパ節が腫れることもよくあります。

全身症状

- だるさ
- 発熱
- 体重減少
- 激しい寝汗（リンパ腫の場合）

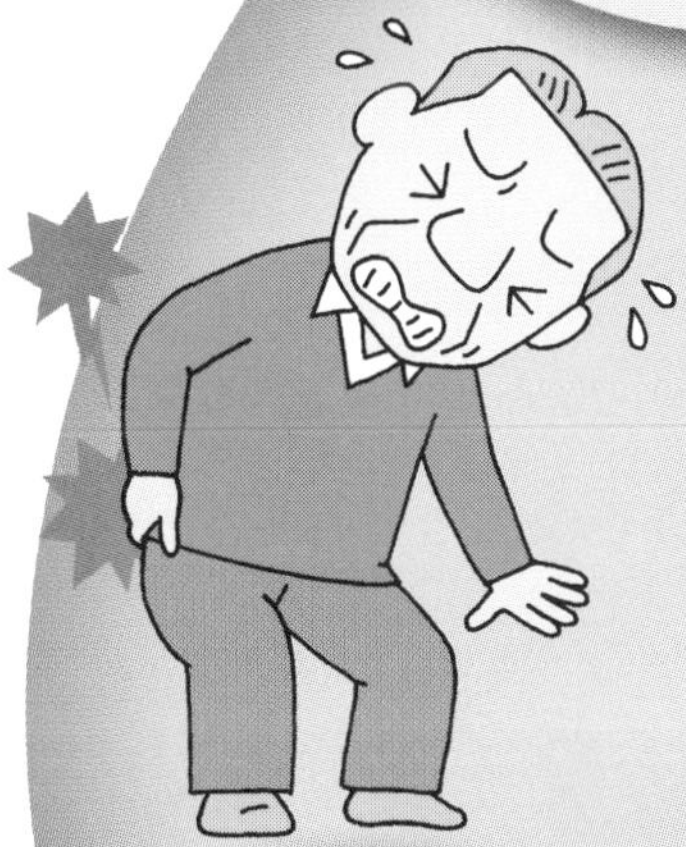

骨髄がおかされ正常な血液細胞が十分につくられなくなると、貧血、感染が起こりやすくなります。だるさ、発熱をまねくもとに。

リンパ腫では、腫瘍から出てくる物質により、全身症状が現れることもあります。

出血しやすさ

骨髄がおかされると正常な血液がつくれなくなります。血小板が減ると血管の傷がふさがりにくくなり、出血しやすくなったり、血が止まりにくくなったりします。

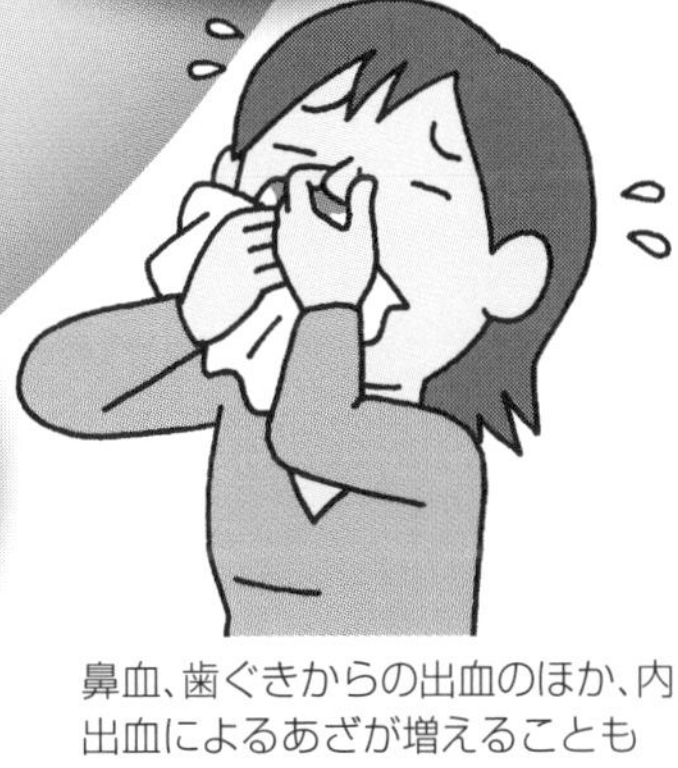

鼻血、歯ぐきからの出血のほか、内出血によるあざが増えることも

腰痛・骨折

多発性骨髄腫では骨がもろくなります。腰や背中の痛みの原因になったり、骨折しやすくなったりします。

その他

リンパ腫はリンパ節以外のところに病変ができ、消化器、皮膚などに症状が現れることもあります。

検査と診断

血液、骨髄、リンパ節などを調べる

血液のがんの疑いがあるとわかったら、診断のための検査がおこなわれます。なんの病気か、どんなタイプか詳しく調べることが適切な治療に向けた第一歩になります。

疑われる病気により検査内容は少し違う

血液のがんが疑われる場合、初めにかかった医療機関から血液内科を紹介されるのが一般的です。紹介前に血液検査などを受けていても、診断を確定させるにはより詳しい検査が必要です。

疑われる病気がリンパ腫か、白血病か、多発性骨髄腫であるかによって、実施される検査は異なります。リンパ腫や多発性骨髄腫の疑いがある場合は、血液を調べるだけでなく、病変の組織を調べる必要があります。

診断が確定したあとは、治療方針を決めるために病気の広がりや、病気の性質を調べていくことになります。

専門は「血液内科」

血液のがんの診療は「血液内科」が専門ですが、自分から「血液のがんではないか？」と疑って血液内科を受診する人はまれです。通常は、他の診療科、医療機関などから紹介されます。

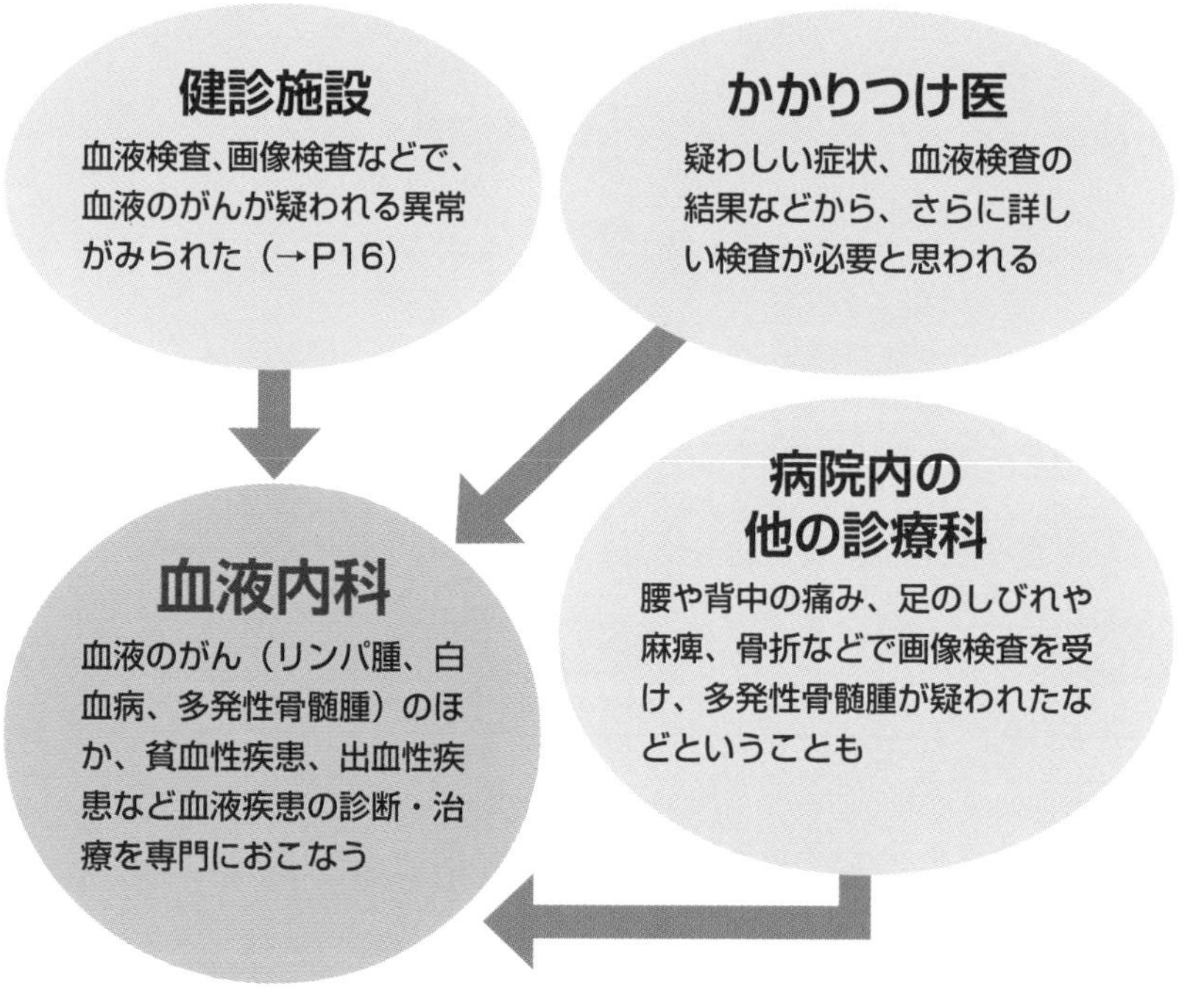
健診施設
血液検査、画像検査などで、血液のがんが疑われる異常がみられた（→P16）
かかりつけ医
疑わしい症状、血液検査の結果などから、さらに詳しい検査が必要と思われる
病院内の他の診療科
腰や背中の痛み、足のしびれや麻痺、骨折などで画像検査を受け、多発性骨髄腫が疑われたなどということも
血液内科
血液のがん（リンパ腫、白血病、多発性骨髄腫）のほか、貧血性疾患、出血性疾患など血液疾患の診断・治療を専門におこなう

診断のためにおこなわれる検査

疑われる病気がなにかで、診断に必要な検査は少し違います。詳しくは各章をご覧ください。

▼リンパ節生検
腫れたリンパ節の一部を切り出す

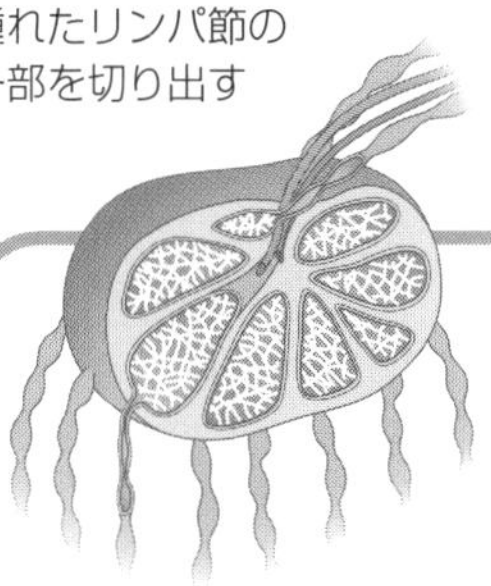

組織検査（生検）

病変の一部を採取し、病変の様子を直接確かめる検査です。リンパ節の腫れがあり、リンパ腫が疑われる場合にはリンパ節生検が必須です。

骨髄検査（骨髄穿刺《せんし》・生検）は、白血病や多発性骨髄腫では診断のために必要な検査です。リンパ腫の場合、診断が確定したあと、病気の広がりを確かめる目的でおこなわれることがあります。

▼骨髄検査の方法

骨髄は、腰の骨（腸骨）から採取するのが一般的。局所麻酔をしたうえでおこなわれる

●骨髄穿刺

細い針を刺して、骨髄液を吸い出す

●骨髄生検

やや太い針で骨髄組織の一部を採取する

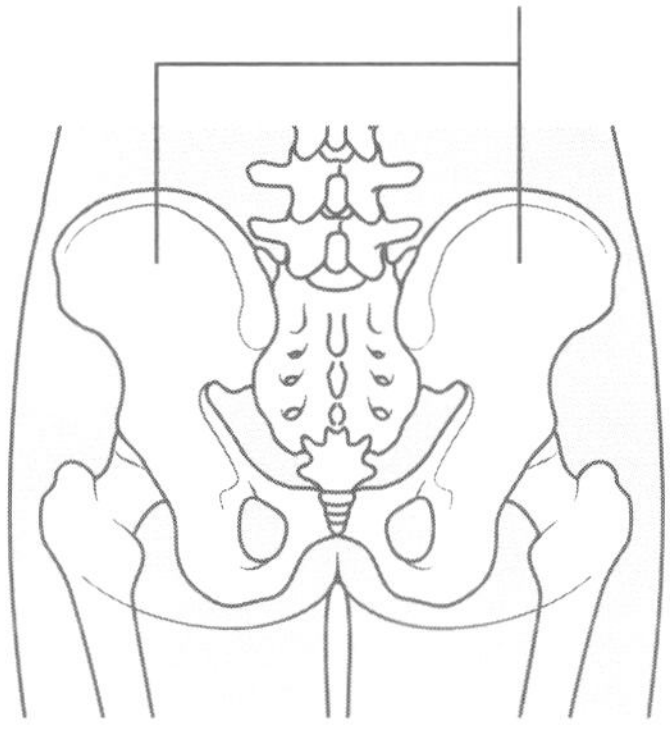

▼血液・組織の調べ方

- 病理医が細胞の形や数、組織の構造などを観察する
- 血液内科医が血液・骨髄などにみられる異常細胞の有無・割合を調べる
- がん化した細胞の種類を確かめる
- 染色体、遺伝子を調べ、変異があるか確かめる

血液検査

赤血球や白血球、血小板の数や、白血球の種類別の割合などを調べるほか、血液に異常な細胞が出ていないかをさらに詳しく調べていきます。

画像検査

リンパ腫では、診断後、病気の広がりを確かめるためにCTやPET-CTなどの画像検査がおこなわれます。多発性骨髄腫では骨の状態をみるためにX線、CT、MRIなどの画像検査が診断上必要です。

治療方針

治療を急ぐかどうかは病気のタイプによる

詳しい検査をおこなって病気のタイプが判明すると、どのように対処していけばよいか、治療の方向性がみえていきます。ただし、実際にどう治療していくかは患者さんの状態にもよります。

3つのパターンに大別される

一般に、がんに対しては早期発見・早期治療が重要といわれます。血液のがんの場合、この原則がすべての場合に当てはまるとは限りません。病気のタイプによります。

通院は続ける

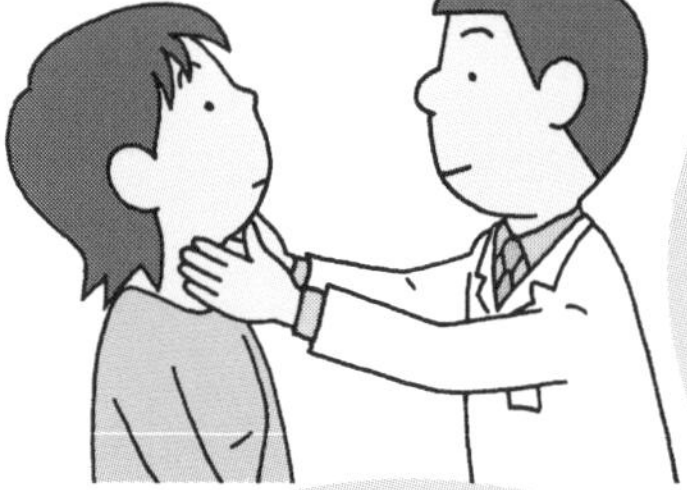

すぐに治療を始める

白血病やリンパ腫のなかには、がん細胞が増えていくスピードが速いタイプのものがあります。「進行が速い」と聞くと不安になるでしょうが、薬がよく効くこともあります。診断後はできるだけ早く、数種類の薬を使った強力な治療を始めます。

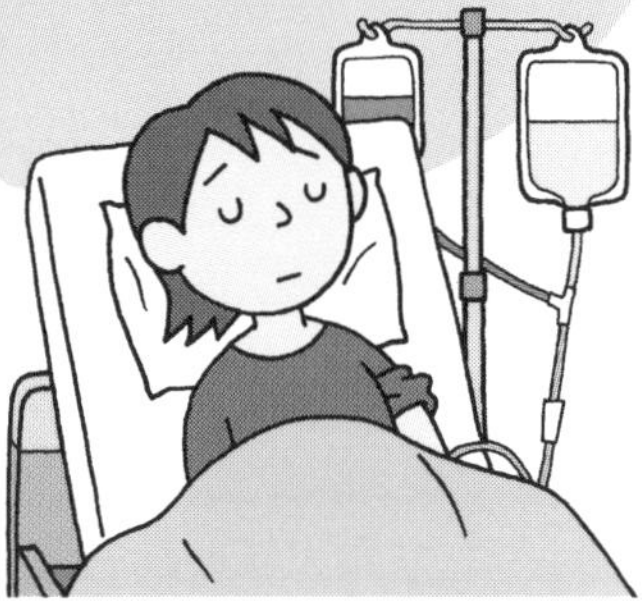

薬物療法は入院が必要なことも、通院で受けられることもある

無治療のまま経過をみる

進み方が遅いタイプのリンパ腫や、症状がない段階で見つかった多発性骨髄腫では、定期的に状態の変化をみるだけで、治療はおこなわず、進行がみられた段階で治療を始めることもあります（→P42、76）。

基本的には通院で服薬を続ける

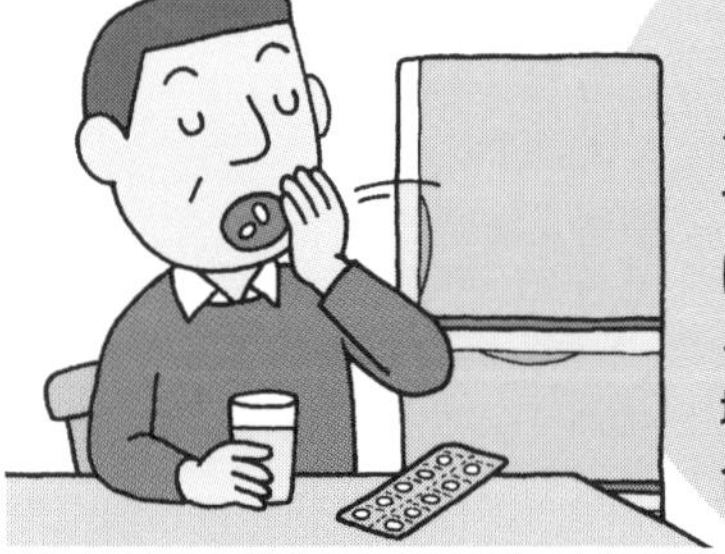

内服薬でコントロールしていく

治療薬の種類が増えています。病気のタイプによっては、がん細胞に的を絞って作用する薬（分子標的薬）の内服を続け、がん細胞が少ない状態の維持をはかることがあります。初めから内服のみの場合と、強い治療のあとに切り替える場合があります。

治療方針を決めるうえで考慮されること

効果が高く、体への負担が軽い治療が理想ですが、そうはいかないこともあります。担当医の意見を聞いたうえで、自分や家族の希望も伝え、相談してみましょう。

患者さん自身の状態

患者さんの年齢や全身の状態、持病や臓器の働きぐあいも考慮されます。治療効果が下がる可能性はありますが、治療による強い副作用を避けるため、あえて弱めの治療を選ぶことも。

病気そのもの

血液のがんと一口にいっても、効果が期待できる薬や使用可能な薬、推奨される治療の進め方はいろいろです。病気のタイプ、病期、特定の遺伝子の有無など、病気そのものについての情報は、治療方針を決める重要な要素です。

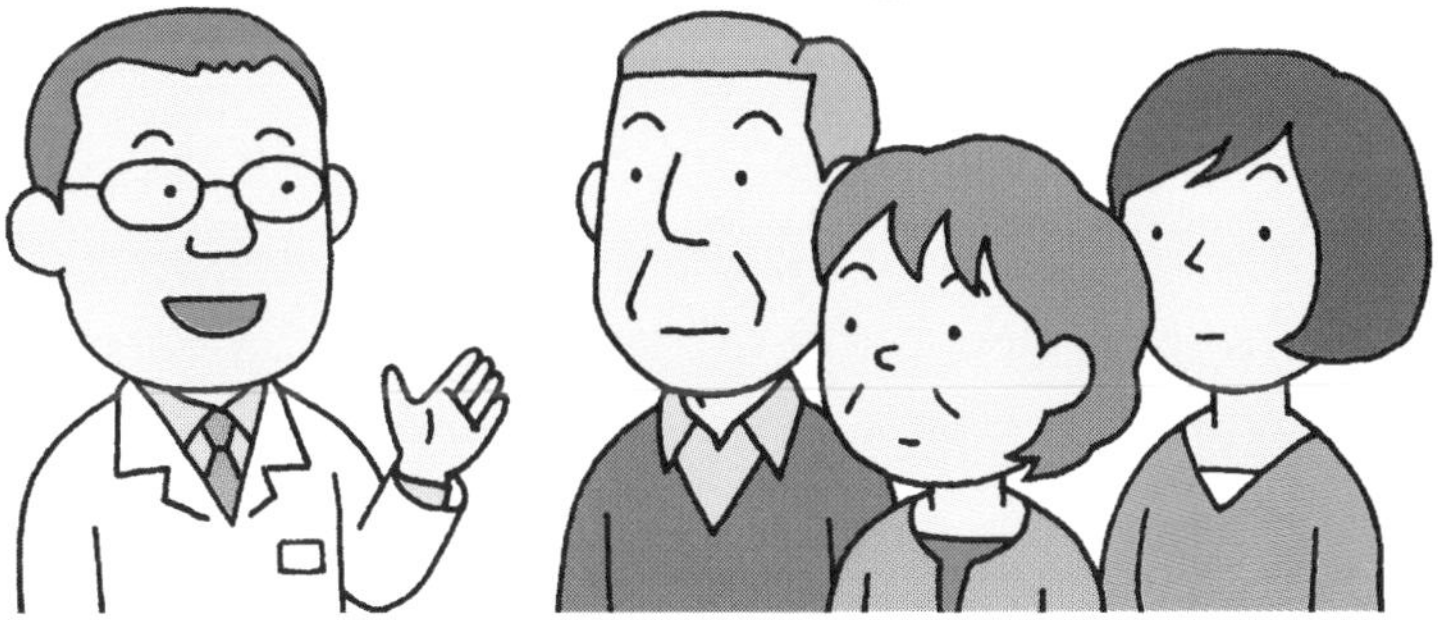

医師の説明を受けるときは家族もいっしょに

病気のことや治療の進め方に関する説明は、患者さんひとりでは理解しにくいこともあるでしょう。家族も同席しましょう。疑問があれば率直に質問を。

メモを活用し、聞きたいことや聞いたことを書きとめておきましょう。

自分の病気のタイプや標準的な治療法の確認を

リンパ腫、白血病にはそれぞれ多くのタイプがあります。進み方が速いものもあれば、ゆっくりなものもあります。進み方が速いものなら、できるだけ早く強力な治療を開始する必要があります。

多発性骨髄腫の進行は、基本的にはゆっくりですが、すでに進行して症状を伴う状態で見つかることもあります。その場合も、早めに治療を開始します。

ただし、治療そのものが大きな負担になることもあります。治療方針を決める際は、患者さん自身の体力、全身の状態を考慮する必要があります。

治療期間は長くなることも多いもの。自分の病気のタイプや、どのような治療をおこなうのが標準的であるのかをきちんと確認し、納得したうえで治療に臨みましょう。

治療法①

基本的には薬物療法で治していく

血液のがんで手術をおこなうことはまれです。基本的には薬を使ってがん細胞の消滅をはかります。リンパ腫は、放射線療法で治療することもあります。

血液のがんに対する治療法

リンパ腫も白血病も、多発性骨髄腫も、メインとなる治療法は薬物療法です。薬物療法の効果が不十分なら、造血幹細胞移植（→P26）が検討されることもあります。

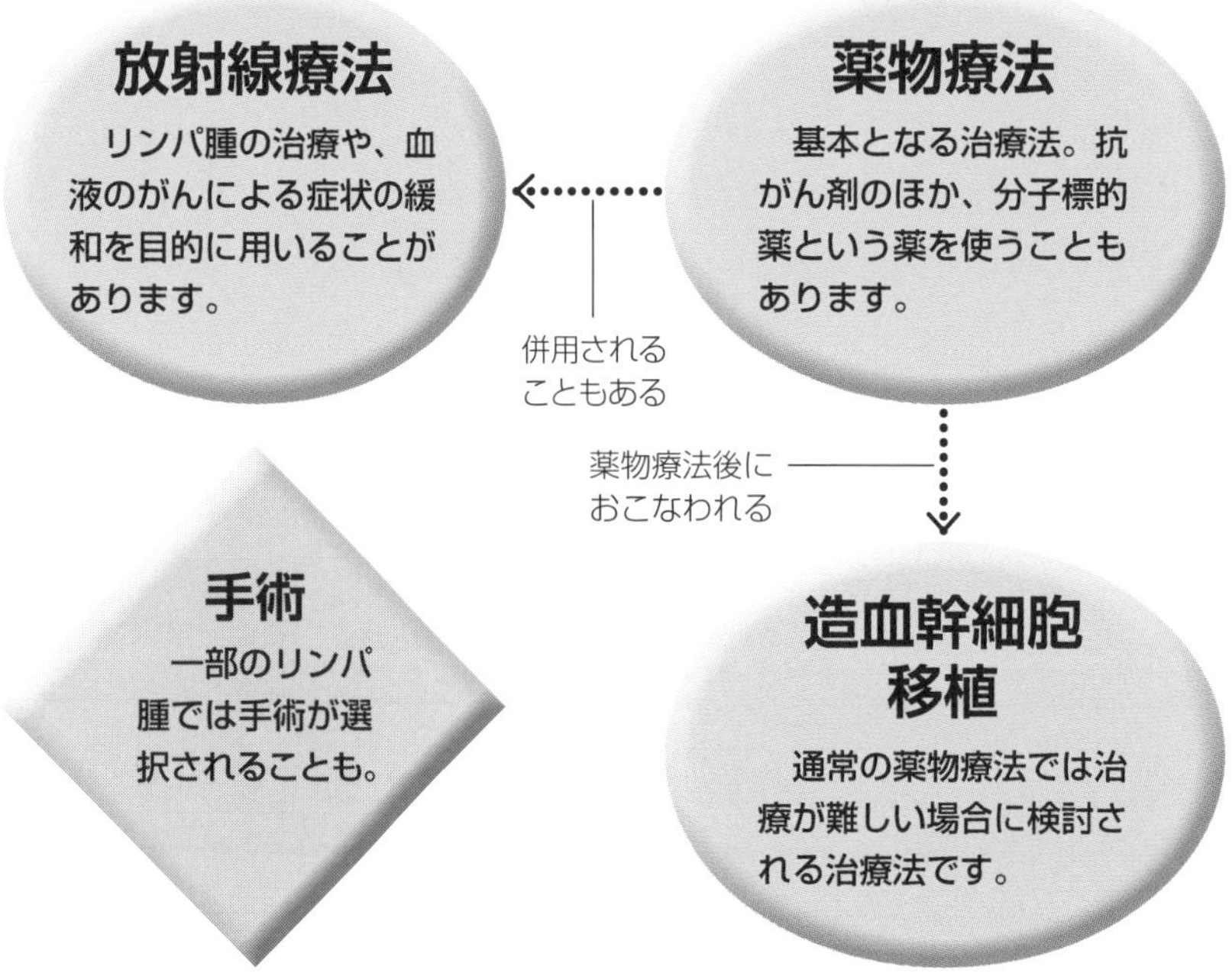

放射線療法
リンパ腫の治療や、血液のがんによる症状の緩和を目的に用いることがあります。
薬物療法
基本となる治療法。抗がん剤のほか、分子標的薬という薬を使うこともあります。
併用されることもある
薬物療法後におこなわれる
手術
一部のリンパ腫では手術が選択されることも。
造血幹細胞移植
通常の薬物療法では治療が難しい場合に検討される治療法です。

明らかな病変があっても手術では取り切れない

通常、臓器にできるがんは、可能なかぎり手術で切除します。しかし、血液のがんの場合、白血病はもちろん、リンパ腫のように明らかなかたまりの病変がみられる場合でも、手術をおこなうのはごくまれです。病変以外のところにも血液やリンパの流れに乗ってがん細胞が広がっている可能性が高く、手術でがん細胞を取り切るのは難しいからです。

どこにあるかわからないがん細胞を排除するのに有効なのは、全身に作用する薬物療法です。白血病だけでなくリンパ腫も多発性骨髄腫も、基本的には薬物療法で対応していきます。

治療の進め方

治療を始める時期や治療の進め方は、一律ではありません。

がん細胞が少ない状態を保つ

内服薬を飲み続け、コントロールしていくこともあります。

無治療のまま様子をみる

がん細胞の増え方がゆっくりと考えられる場合は、すぐに治療はしないことも。

がん細胞ゼロを目指す

増え方が速かったり、症状が現れていたりする場合などは、寛解・完全奏効を目指して治療していきます（初回治療）。

●進行した
●治療が効かない（難治）
●再発した

二次治療を始める

具体的な治療の進め方はいろいろです。再び寛解・奏効が得られることもあります。

迷いがあればセカンドオピニオンを求めてもよい

担当医がすすめる治療法でよいか迷うときは、セカンドオピニオンを求めてもよいでしょう。セカンドオピニオンは、転院が前提ではなく、元の担当医のもとで受ける治療を決めるためのものです。

- ●セカンドオピニオンを受けられる医療機関を探し、予約する（インターネットで探すか、がん相談支援センター※で尋ねる）
- ●担当医に率直に「セカンドオピニオンを聞きに行きたい」と伝え、必要な資料を用意してもらう
- ●聞いてきた意見を参考に担当医と話し合い、治療方針を決める

※がん診療連携拠点病院、地域がん診療病院に指定された医療機関などに設置されている

「寛解」「完全奏効」とは?

血液のがんの治療目標や治療効果を示すのに「寛解」「奏効」という言葉が使われますが、その意味は病気の種類によって違います。

寛解 急性白血病では「完全奏効（CR）」と同じ意味で使われる。骨髄で白血病細胞が十分減った状態を指す

完全奏効 CR(→P48)。リンパ腫や多発性骨髄腫では、画像検査や血液検査で病気による異常（病変）がなくなった状態を指す。病変が残っていても一定以上小さくなった場合は部分奏効といい、完全奏効とあわせて奏効という

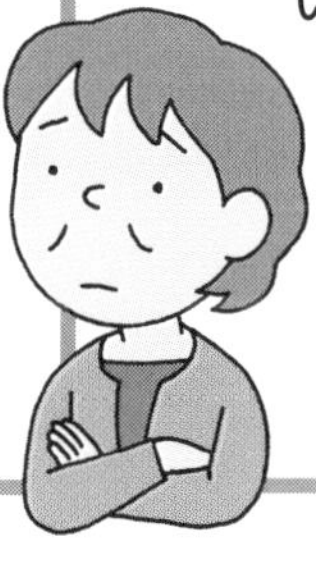

寛解・完全奏効であっても、検査ではわからない微量のがん細胞が残っている可能性はあります。タイプによっては5〜10年以上たってから再発することもあります。

治療法②

ターゲットを絞った治療も可能に

血液のがんに対して用いられる薬は多種多様です。従来から使われてきた抗がん剤とは異なる働き方でがん細胞を排除していく薬も増え、治療の選択肢が広がっています。

病気のタイプにより使える薬は異なる

血液のがんに対しては、従来から抗がん剤を使った治療（化学療法）がおこなわれています。ただ、抗がん剤は「がん細胞だけ」に作用する薬ではありません。健康な細胞まで攻撃し、副作用といわれるような望ましくない症状を引き起こしやすい面があります。

近年開発が進んでいる分子標的薬は、特定の目印をもつ細胞だけに作用するように工夫された薬で、正常細胞への影響は少ないといえます。ただし、まったく影響がないともいえません。また、病気のタイプによって使える薬は異なります。薬の特徴を理解しておくことが大切です。

抗がん剤の作用

狭義の抗がん剤は、細胞の増殖を止めて死滅させる作用のある殺細胞性の化学薬品です。分裂・増殖のスピードの速いがん細胞によく効きますが、正常な細胞にも影響を及ぼしやすい面があります。

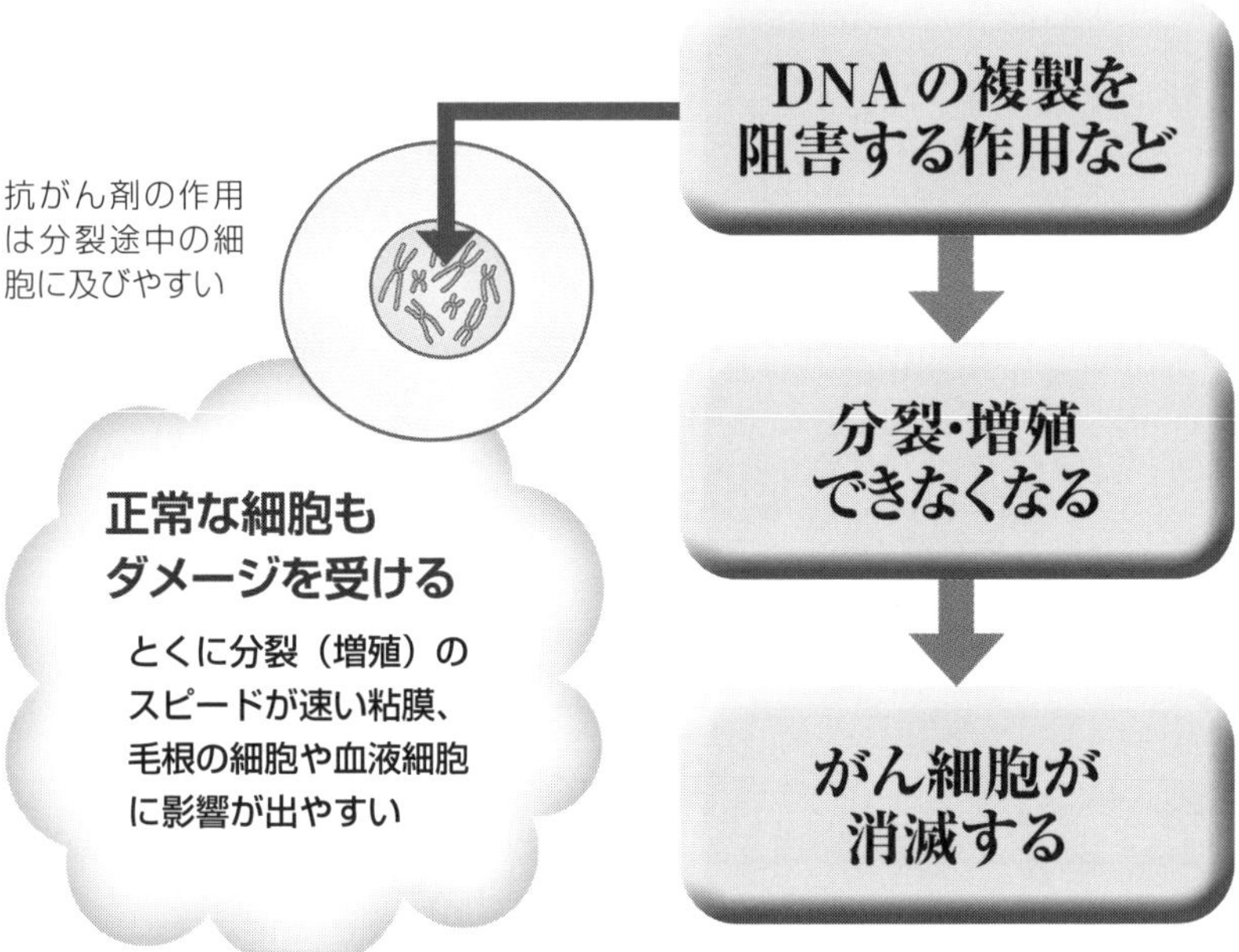
DNAの複製を阻害する作用など
分裂・増殖できなくなる
がん細胞が消滅する
抗がん剤の作用は分裂途中の細胞に及びやすい
正常な細胞もダメージを受ける
とくに分裂（増殖）のスピードが速い粘膜、毛根の細胞や血液細胞に影響が出やすい

分子標的薬とは？

がん細胞にみられる特有のタンパク質や酵素など、特定の分子だけに作用する薬をまとめて分子標的薬といいます。効果が期待できる病気のタイプ、使用可能な条件は限られており、だれにでも使える薬というわけではありません。

抗体薬

抗体とは、特定の相手だけに効果を発揮する武器のようなもの。攻撃の対象を抗原といいます。体内ではＢ細胞や形質細胞が、体内に入ってきた異物（抗原）に対し、抗体をつくる役目を果たしています。

このしくみを利用した薬が抗体薬です。がん細胞の表面に現れているタンパク質など、特定の分子（抗原）に結びつく抗体を人工的な薬として使い、がん細胞の撃退をはかります。

ただし、がん細胞はもともと自分自身の正常な細胞だったもの。もとの正常な細胞にも同じ目印がある場合、同じように攻撃の対象になるおそれはあります。

低分子化合物

がん細胞の中に入り込み、特定のタンパク質に結びつくことで、細胞が増殖する流れを止める働きをします。

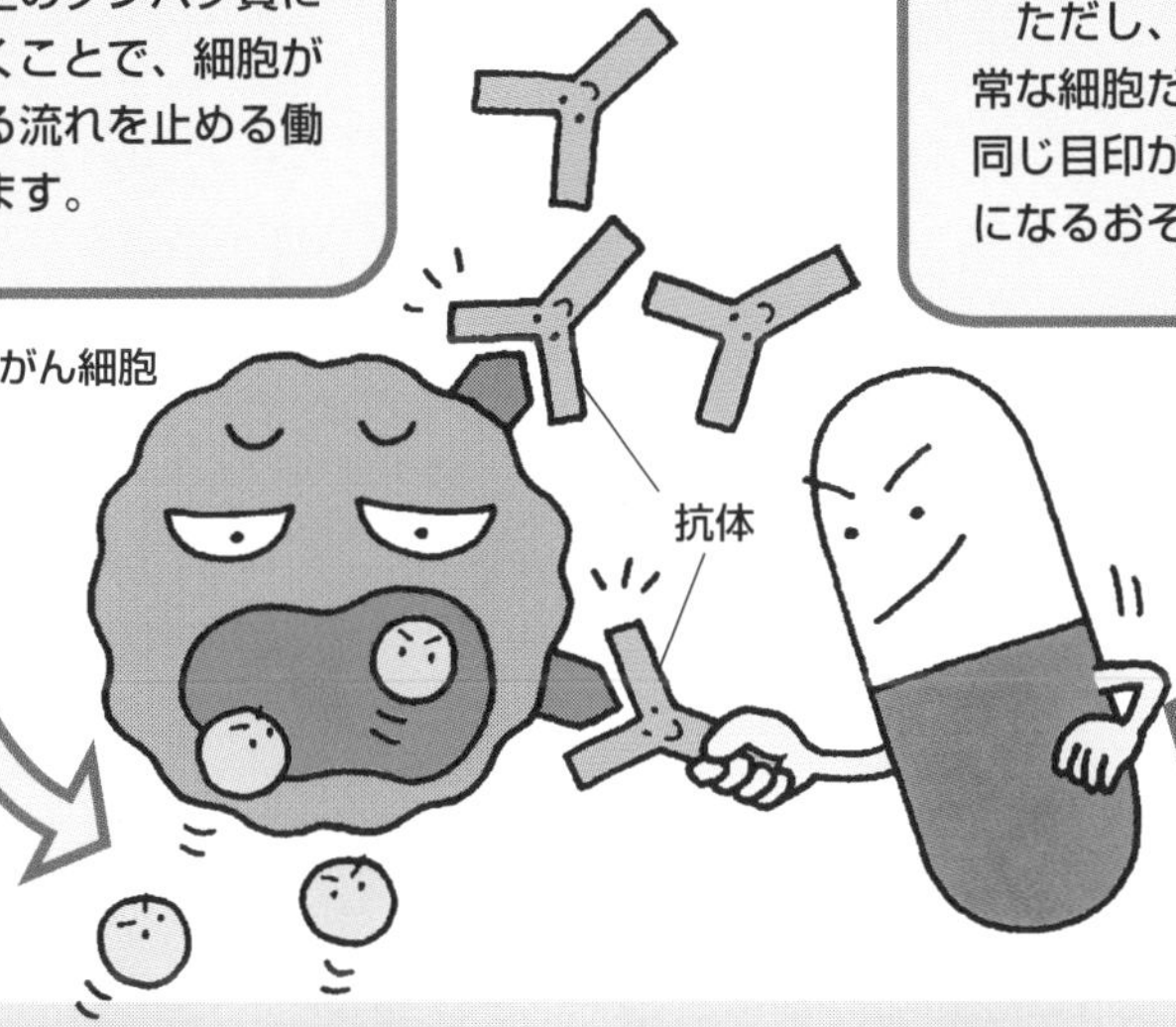

抗体薬物複合体

抗体薬と抗がん剤などを組み合わせた薬で、特定の対象の細胞をより強力に攻撃します。

免疫細胞の働きを利用した治療法や薬もある

免疫の働きを担うリンパ球は免疫細胞ともいわれます。抗体をつくるＢ細胞と異なり、Ｔ細胞には、特定の対象を直接排除する働きがあります。患者さん自身のＴ細胞が、がん細胞の排除に働けるように助ける薬の開発も進んでいます。

免疫チェックポイント阻害薬

がん細胞は、Ｔ細胞の働きにブレーキをかけて、攻撃を免れている。そのブレーキを外す薬（抗PD-1抗体など）

二重特異性抗体

2つの抗原を標的とする抗体薬。がん細胞のもとにＴ細胞を誘導し、攻撃しやすくする

CAR《カー》-T《ティー》細胞療法

（→P52）

治療法③

「造血幹細胞移植」が検討されることも

血液のがんの治療法というと、骨髄移植を思い浮かべる人もいるかもしれません。骨髄移植は、造血幹細胞を移植する方法のひとつ。場合によっては有効な治療法となります。

造血機能の回復、あるいは完治を目指す

造血幹細胞は、分裂をくり返し自分と同じものをつくり出しています。この自己複製により次々に造血幹細胞は生まれ、多様な血液細胞へと分化していきます。薬物療法などによって血液細胞がいちじるしく減っても、造血幹細胞を移植すれば、血液細胞はまた増えていきます。

造血幹細胞移植により完治を目指すこともあれば、できるだけ長く生きていられるようにするのが目的のこともあります。ただし、強い副作用が出るおそれもあります（とくに同種移植→P68）。移植するかどうかは、慎重な判断が必要です。

造血幹細胞移植の流れ

移植する造血幹細胞が、だれからどのように採取されたものかはいろいろですが、移植した造血幹細胞が血液細胞を生み出すもとになっていくという点は、みな同じです。

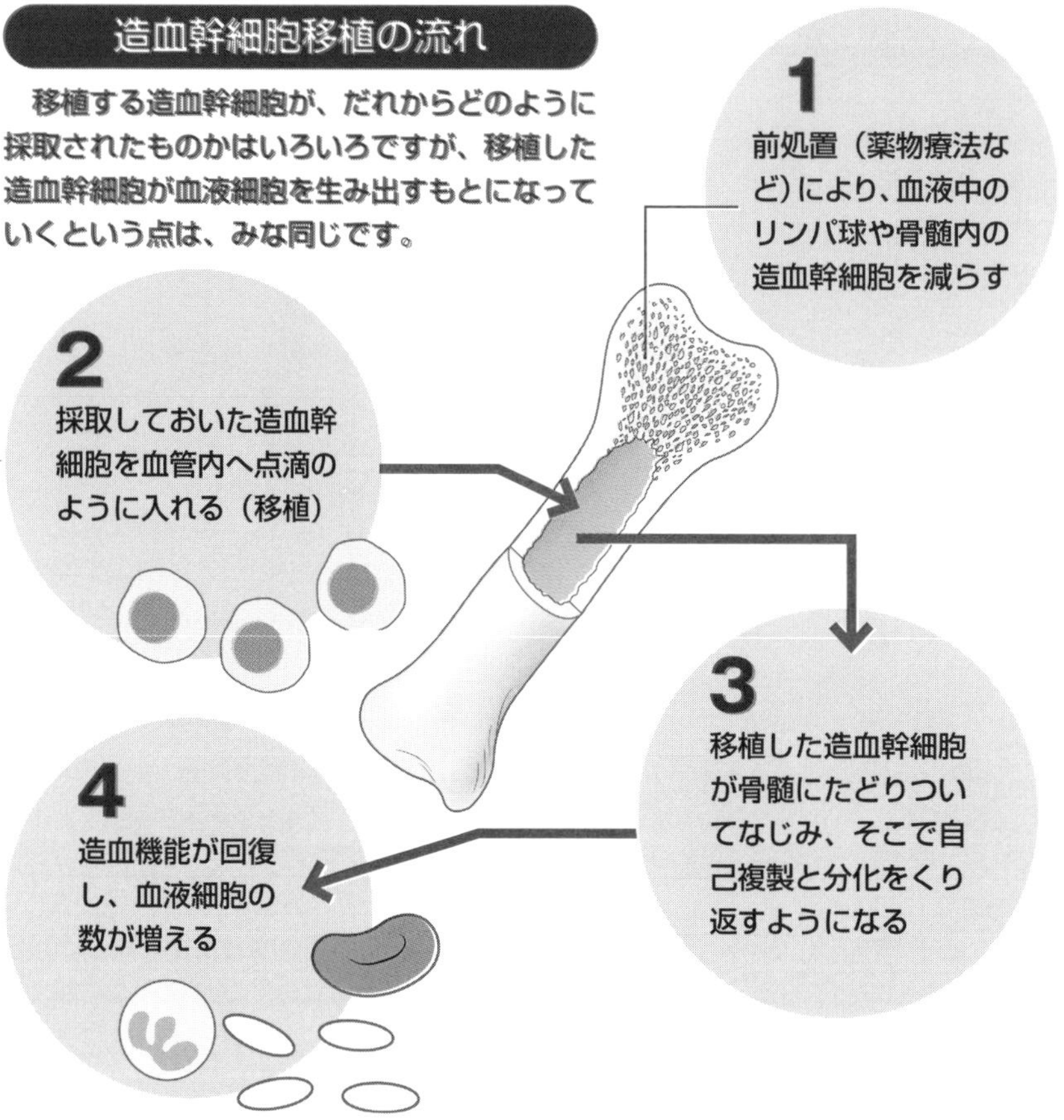
1
前処置（薬物療法など）により、血液中のリンパ球や骨髄内の造血幹細胞を減らす
2
採取しておいた造血幹細胞を血管内へ点滴のように入れる（移植）
3
移植した造血幹細胞が骨髄にたどりついてなじみ、そこで自己複製と分化をくり返すようになる
4
造血機能が回復し、血液細胞の数が増える

同種移植

ドナー（提供者）の造血幹細胞を移植する方法。白血球の型（HLA）が一致していることが条件になります（→P68）。

自家移植

患者さん自身の造血幹細胞を利用する方法。

臍帯血《さいたいけつ》移植

臍帯とは、赤ちゃんとお母さんを結ぶへその緒のこと。臍帯と胎盤に含まれる血液の中にある造血幹細胞を利用します。

末梢血幹細胞移植

特別な装置を使い、患者さん自身、あるいはドナーの血液から造血幹細胞を採取し、冷凍保存しておいたものを利用します。

造血幹細胞が骨髄から血液中に流れ出すように促す薬を注射し、血液から造血幹細胞を採取しやすくしておく

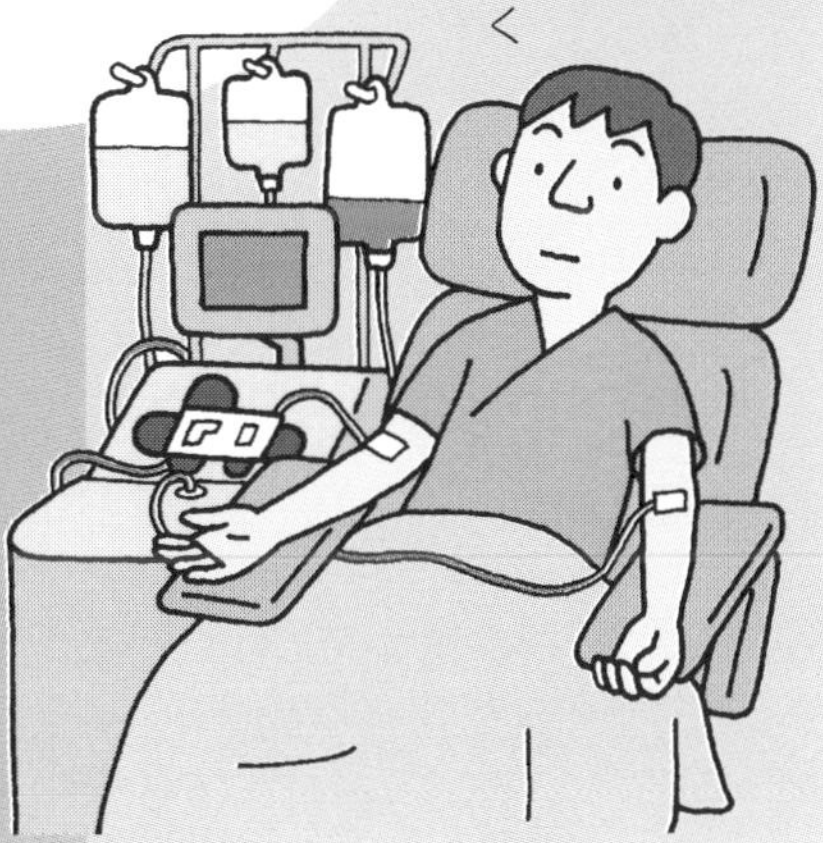

骨髄移植

ドナーの腸骨から抜き取った骨髄液を患者さんに輸注します。

白血病の場合は主に同種移植。原則として65～70歳以下の人が対象（→P68）

リンパ腫に対しては、どちらもおこなわれる。ほかの治療法で効果を得にくい場合に検討される（→P52）

多発性骨髄腫では、可能なら初回治療から自家移植を含む治療が検討される（→P79）

治療期間

医療機関とのつきあいは長くなるもの

一般に、血液のがんは治療期間が長くなります。薬物療法を続けている間だけでなく、その前から、そして治療終了後も、しばらくは医療機関にかかり続けることになります。

医療機関とのかかわり

いつから治療を始めるか、いつまで治療を続けるかは人によって違います。いずれにしろ、医療機関には定期的にかかり続ける必要があります。

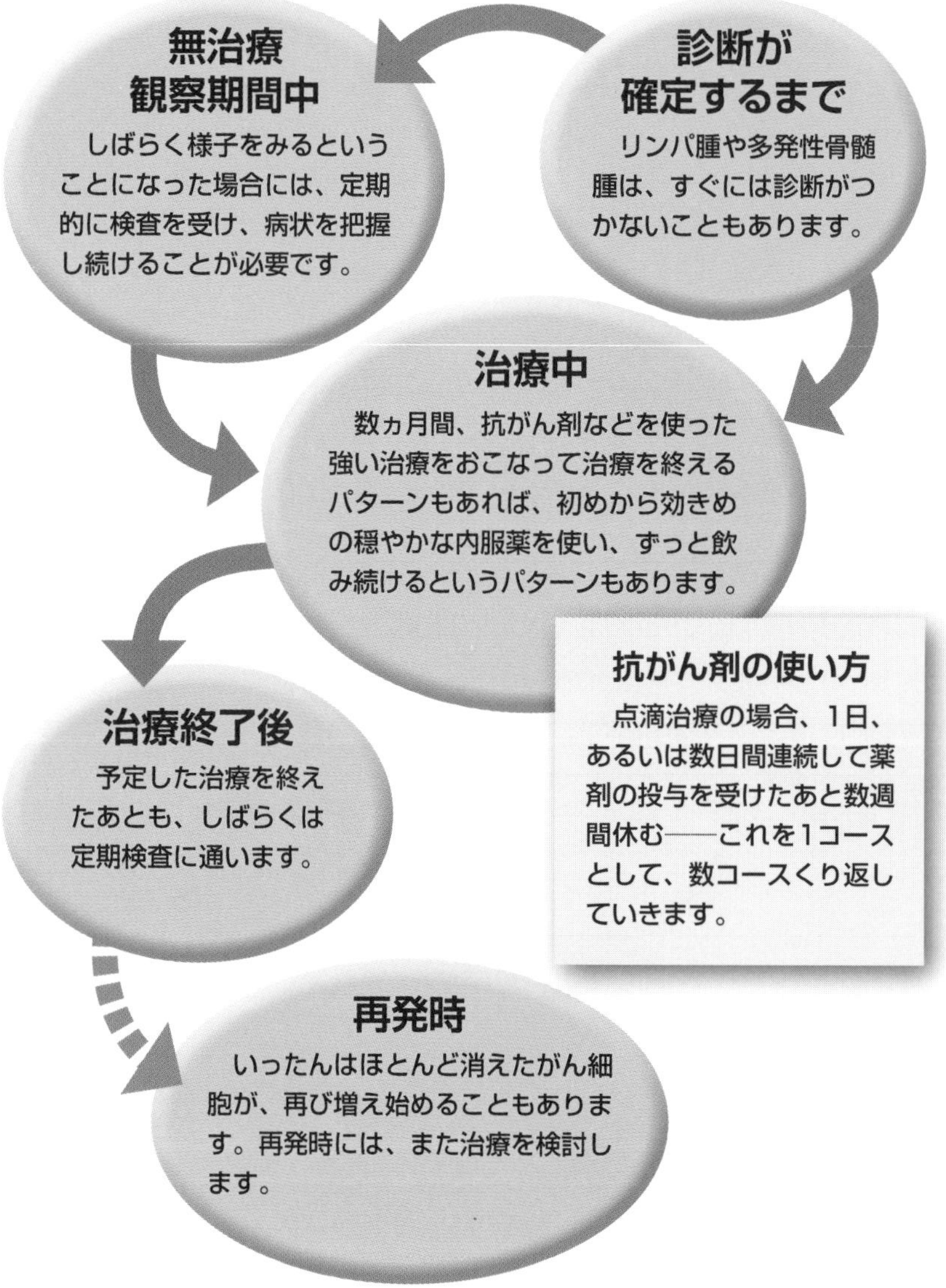

診断が確定するまで
リンパ腫や多発性骨髄腫は、すぐには診断がつかないこともあります。
無治療観察期間中
しばらく様子をみるということになった場合には、定期的に検査を受け、病状を把握し続けることが必要です。
治療中
数ヵ月間、抗がん剤などを使った強い治療をおこなって治療を終えるパターンもあれば、初めから効きめの穏やかな内服薬を使い、ずっと飲み続けるというパターンもあります。
抗がん剤の使い方
点滴治療の場合、1日、あるいは数日間連続して薬剤の投与を受けたあと数週間休む――これを1コースとして、数コースくり返していきます。
治療終了後
予定した治療を終えたあとも、しばらくは定期検査に通います。
再発時
いったんはほとんど消えたがん細胞が、再び増え始めることもあります。再発時には、また治療を検討します。

検査はたびたびおこなわれる

診断がついたあとも、血液検査や画像検査などの検査はくり返しおこなわれます。それぞれ目的は異なりますが、治療方針を決めるうえで重要な情報です。

治療のタイミングをはかる
血液検査の数値に大きな変化がないか、リンパ節の腫れが大きくなったり、増えたりしていないか、チェックしていく

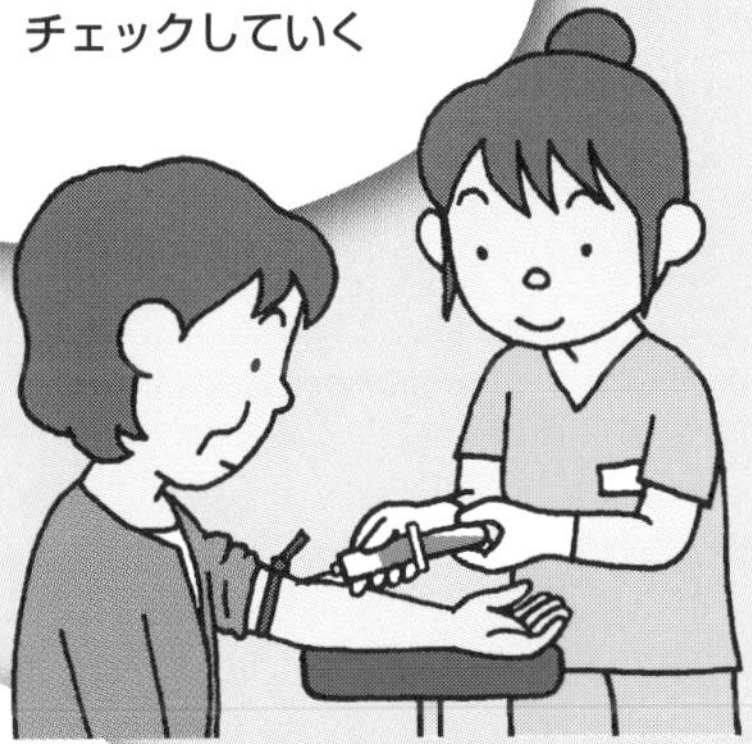

副作用の現れ方をみる
治療中は、正常な血液細胞の減少が起こりやすい。減り方によっては相応の対応が必要になる（→P88）

治療の効果を確かめる
血液検査や、場合によっては骨髄検査、画像検査をおこない、がん細胞の有無や病変の変化を確認する

再発の兆候がないか確かめる
血液検査や、病気によっては画像検査で、再発の有無を確認する

通院は年単位で続くのが一般的

血液のがんの場合、医療機関とのつきあいは年単位になるのが一般的です。実際に治療を受ける期間がどれくらいかは治療の内容によって違います。また治療を受ける際に入院が必要かどうかは、病気のタイプ、患者さんの状態によって異なります。数ヵ月間の入院が必要になることもあれば、通院しながら治療を続けていくこともあります。

治療前も治療中も、そして治療後も検査はたびたびくり返されますが、現状を把握し、その時々で必要な対策を考えていくことが、よりよい状態の維持につながります。あせらず、あきらめず治療に取り組んでいきましょう。

かかりつけ医との関係も大切に

治療中、あるいは治療後に現れる不調のすべてが、血液のがんやその治療による影響というわけではありません。血液内科の担当医とは別に、すぐに相談できるかかりつけ医がいると安心です。診断名、治療内容などを伝えておけば、医師も最善の手を考えやすくなります。

COLUMN

「予後」と「生存率」のとらえ方

治りやすさはタイプによって違う

「この病気は予後がよい（悪い）」などといわれることがあります。予後というのは、病気がどのような経過をたどるかといった見通しのことで、病気の治りやすさととらえてもよいでしょう。

予後をはかる指標として、診断を受けた人のうち五年後に生存している人の割合を示す五年生存率、あるいは五年相対生存率などのデータがあります。ここに示すのはその一例です。ただし、白血病やリンパ腫にはさまざまなタイプがあり、それぞれ予後は異なります。

また、データで示されるのはすべて過去のことです。薬の開発が進んでいる今とは治療状況が異なります。実際にどのような経過をたどるかは、患者さんの年齢や全身の状態によっても違います。数字にとらわれすぎず、自分の状態に合った治療を続けていきましょう。

▼5年相対生存率

（2009〜2011年に診断された人）

診断を受けた人のうち5年後に生存している人の割合を、同じ性別・年齢の日本人全体が5年後に生存している割合とくらべた数値が5年相対生存率。100%に近ければ命にかかわるおそれはほとんどない、パーセンテージが下がるほど、命にかかわるおそれがある病気といえます。

白血病※	44.0 %（男性43.4 %、女性44.9 %）
リンパ腫※	67.5 %（男性66.4 %、女性68.6 %）
多発性骨髄腫	42.8 %（男性41.9 %、女性43.6 %）

※小児（0〜14歳）の5年相対生存率は、白血病は88%、リンパ腫は90.7%

（国立がん研究センターがん対策情報センターによる）

第2章

リンパ腫の特徴と治し方

血液のがんのなかでは、最も患者数の多いリンパ腫。
「悪性リンパ腫」ともいわれるように、
がん化したリンパ球が増殖し、かたまりをつくる病気です。
リンパ腫といってもタイプはいろいろで、
進行するスピードも、適切な対応のしかたも異なります。

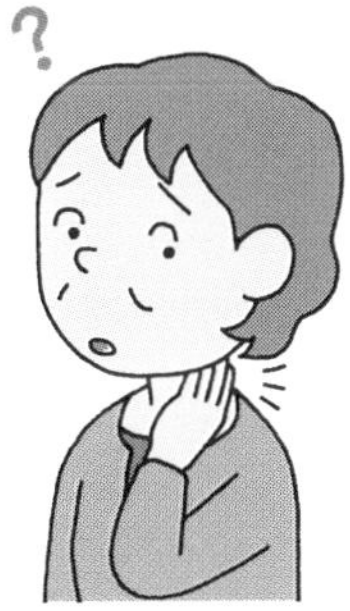

リンパ腫とは①

リンパ球ががん化してかたまりをつくる

リンパ節が腫れたり、臓器に腫瘤《しゅりゅう》（かたまり）ができたり、できる場所はさまざまですが、がん化したリンパ球が増殖してできたものであれば、それはリンパ腫です。

リンパ腫の進み方

リンパ腫は、成熟したリンパ球ががん化し、異常に増えていくことで生じます。どこにできやすいかはタイプによって異なります。がん化したリンパ球がかたまりをつくらず、血液の中で増えていればリンパ性白血病ととらえます。

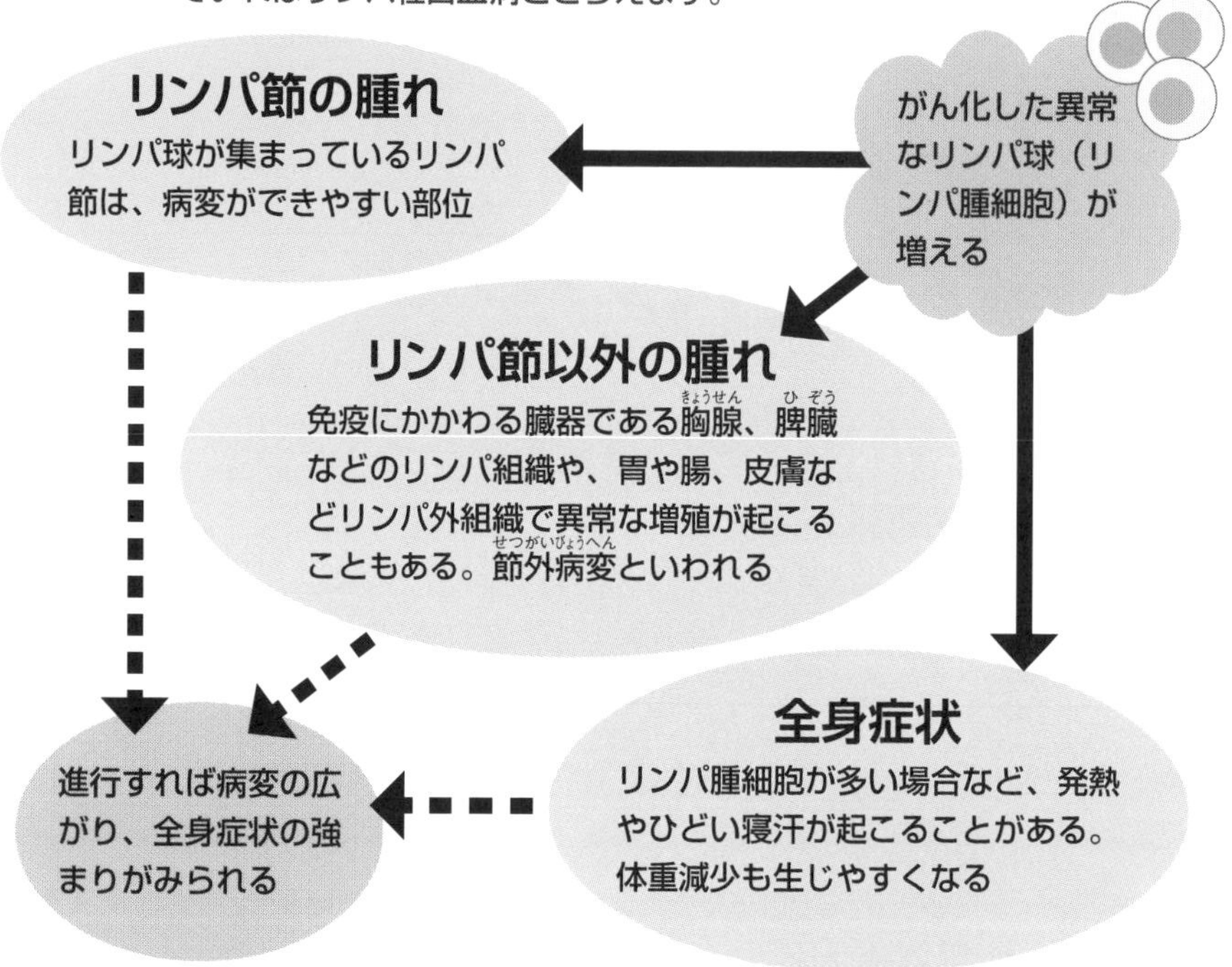
がん化した異常なリンパ球（リンパ腫細胞）が増える
リンパ節の腫れ
リンパ球が集まっているリンパ節は、病変ができやすい部位
リンパ節以外の腫れ
免疫にかかわる臓器である胸腺《きょうせん》、脾臓《ひぞう》などのリンパ組織や、胃や腸、皮膚などリンパ外組織で異常な増殖が起こることもある。節外病変《せつがいびょうへん》といわれる
全身症状
リンパ腫細胞が多い場合など、発熱やひどい寝汗が起こることがある。体重減少も生じやすくなる
進行すれば病変の広がり、全身症状の強まりがみられる

「リンパ腫」は血液のがん。「良性のリンパ腫」はない

リンパ球として免疫の働きを担うB細胞、T細胞、NK細胞は、成熟後、感染が生じたときなど必要に応じて一時的に増えることはありますが、それ以外は安定した状態を保っています。ところが、がん化すると増殖が止まらなくなり、かたまりをつくります。これがリンパ腫です。炎症などによる一時的な腫れと違い自然には治らず、放っておけば大きくなったり、離れたところにも現れたりします。

悪性リンパ腫ともいわれますが、「良性のリンパ腫」というものはありません。しかし、リンパ腫のタイプにより、進行の速さ（悪性度）はさまざまです。

リンパ腫が発生する可能性があるところ

病変の位置や腫れぐあいにより、リンパ腫の症状は大きく異なります。体の表面近くのリンパ節の腫れは気づきやすいのですが、体の内部にできた病変は、たまたま画像検査で発見されて初めて気づくことも少なくありません。

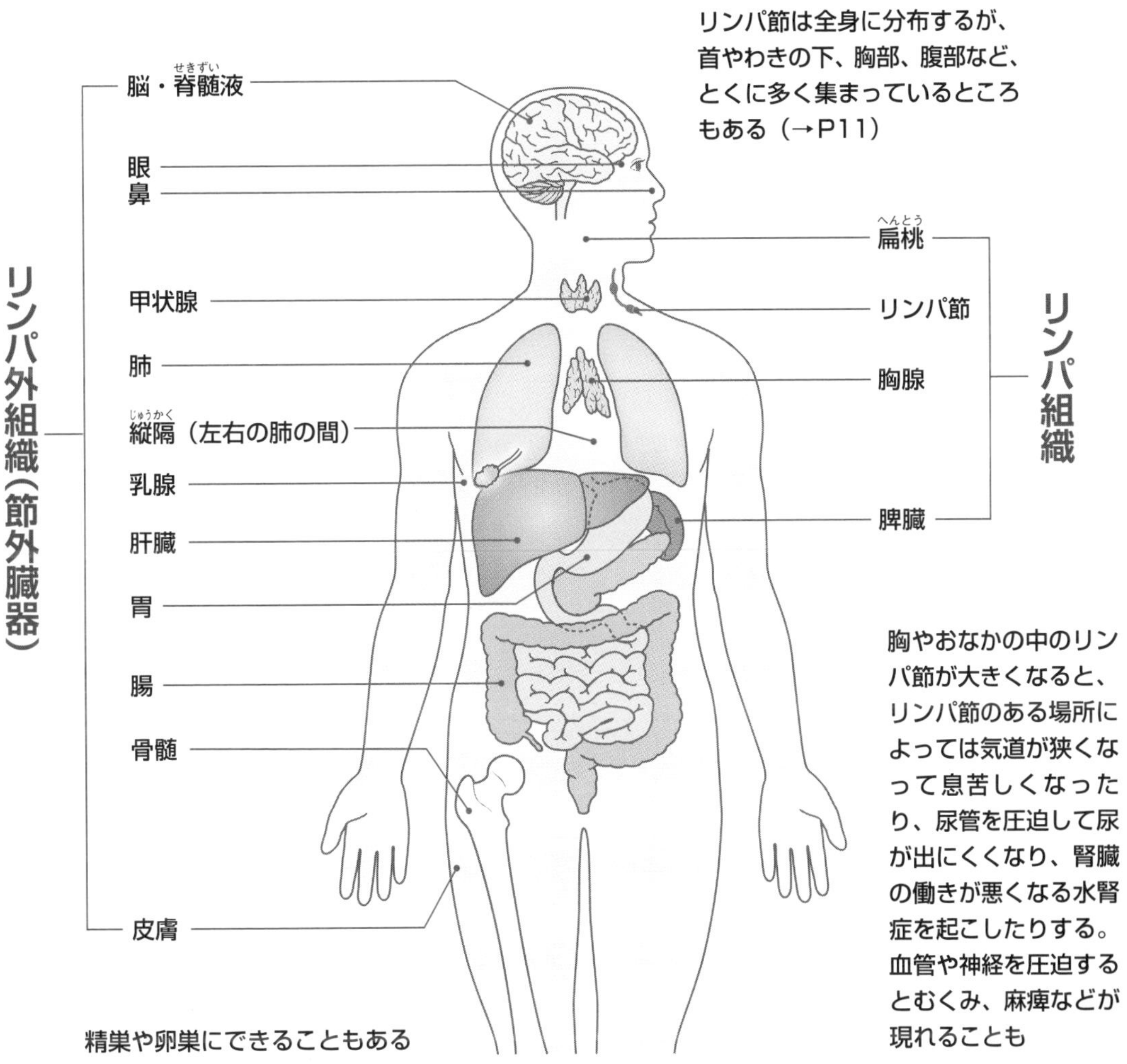
リンパ節は全身に分布するが、首やわきの下、胸部、腹部など、とくに多く集まっているところもある（→P11）
リンパ外組織（節外臓器）
脳・脊髄《せきずい》液
眼
鼻
甲状腺
肺
縦隔《じゅうかく》（左右の肺の間）
乳腺
肝臓
胃
腸
骨髄
皮膚
リンパ組織
扁桃《へんとう》
リンパ節
胸腺
脾臓
胸やおなかの中のリンパ節が大きくなると、リンパ節のある場所によっては気道が狭くなって息苦しくなったり、尿管を圧迫して尿が出にくくなり、腎臓の働きが悪くなる水腎症を起こしたりする。血管や神経を圧迫するとむくみ、麻痺などが現れることも
精巣や卵巣にできることもある

数十種類のタイプがあり、性質が異なる

がん化し、異常に増えたリンパ球がB細胞なのか、T細胞やNK細胞なのか、どこに病変が現れるかなどにより、リンパ腫は数多くの病型（タイプ）に分類されています。

リンパ腫の種類

リンパ腫は、特徴的な形をした大型のがん細胞がみられる「ホジキンリンパ腫」と、それ以外の「非ホジキンリンパ腫」に大別されます。非ホジキンリンパ腫はさらに、がん化した細胞の種類や病変の特徴から細かくタイプ分けされています。

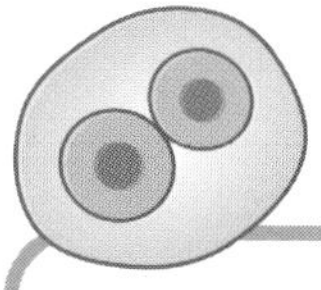

特徴的な細胞がみられれば、ホジキンリンパ腫と診断される

ホジキンリンパ腫

B細胞に由来する特徴的な形のがん細胞がみられます。多くはリンパ節を中心に発生します。比較的若い年齢で発症することもあります。

非ホジキンリンパ腫

ホジキンリンパ腫以外のリンパ腫すべて。B細胞に由来する「B細胞性リンパ腫」と、T細胞やNK細胞に由来するものがあります。T細胞とNK細胞は区別しにくいこともあり、まとめて「T/NK細胞性リンパ腫」といわれます。

B細胞性リンパ腫

リンパ腫の多くはB細胞由来のもの。なかでも多いのが、びまん性大細胞型B細胞リンパ腫（DLBCL）と、濾《ろ》胞《ほう》性リンパ腫です。

T/NK細胞性リンパ腫

さまざまな種類がありますが、日本ではHTVL-1ウイルス感染がもとになる成人T細胞白血病リンパ腫が多くみられます。

▼日本人のリンパ腫に占める各病型の割合

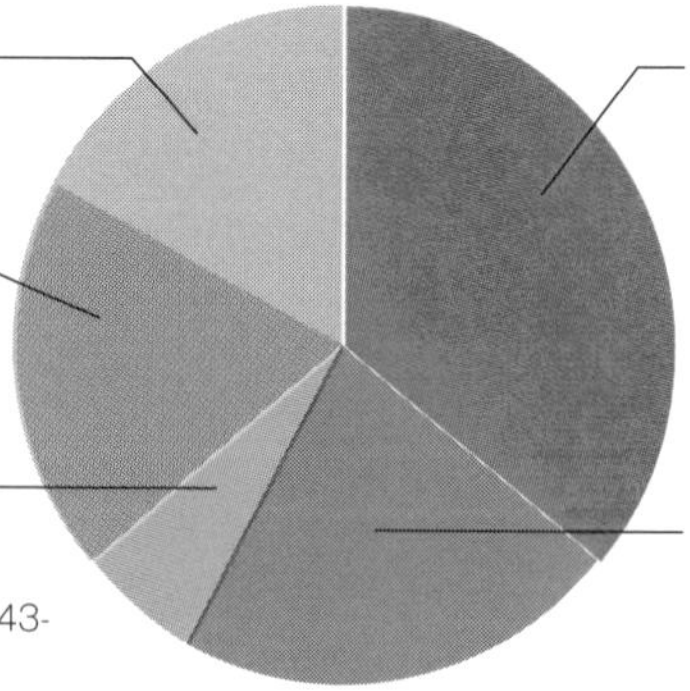

（Muto R, et al. Cancer Med 7:5843-5858, 2018による）

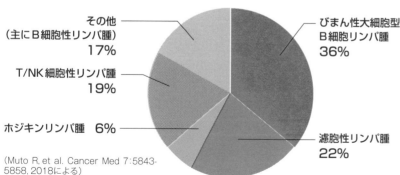

病型がわかると進む速さもわかる

リンパ腫は数十種類ものタイプに分けられています。ホジキンリンパ腫か、非ホジキンリンパ腫か、非ホジキンリンパ腫なら、どの細胞がどの段階でがん化したのかにより、病気の性質、治療の進め方、効果的な薬の選び方などは変わってきます。細胞の解析が進むにつれ、病型（タイプ）は細かく分類されるようになったのです。

病型がわかると、進み方が速いタイプのリンパ腫なのか、それともゆっくり時間をかけて増えていくタイプなのかもわかります。進み方しだいで、治療を始める時期が変わってくることもあります。

病気が進むスピードで3つに分類

数多くのタイプがあるリンパ腫ですが、進行の速さ（進み方の速さ）という観点から大きく3つに分類されます。「悪性度の高さ」といわれることもありますが、治りやすさ・治りにくさを意味するわけではありません。無治療の場合に進む速さによる分類です。

分類	B細胞性リンパ腫	T/NK細胞性リンパ腫
インドレントリンパ腫（緩徐進行性） ★ゆっくり大きくなる（年単位）	●濾胞性リンパ腫（グレード1、2、3a） ●辺縁帯リンパ腫（MALTリンパ腫など） ●リンパ形質細胞性リンパ腫 ●小リンパ球性リンパ腫（→P55） など	●成人T細胞白血病リンパ腫（くすぶり型・慢性型(→P40)） ●菌状息肉症／セザリー症候群 など
アグレッシブリンパ腫（急速進行性） ★はやく大きくなる（月単位）	●びまん性大細胞型B細胞リンパ腫 ●ホジキンリンパ腫 ●マントル細胞リンパ腫 ●濾胞性リンパ腫（グレード3ｂ） など	●末梢性T細胞リンパ腫 ●節外性NK/T細胞リンパ腫、鼻型（→P46） など
高度アグレッシブリンパ腫（超急速進行性） ★とてもはやく大きくなる（週単位）	●バーキットリンパ腫 ●リンパ芽球性リンパ腫 など	●成人T細胞白血病リンパ腫（急性型・リンパ腫型） ●リンパ芽球性リンパ腫 など

診断のしかた

細胞を調べてリンパ腫とわかったら病期を確認

リンパ腫のタイプにより進み方の速さは異なるとはいえ、どのリンパ腫も放っておけばいずれ広がっていきます。腫瘤（かたまり）がリンパ腫なのか、進みぐあいはどうか、確かめることが必要です。

検査の流れ

リンパ節の腫れがひかない、リンパ節以外のところにできた病変が見つかったなどという場合、血液検査や画像検査だけでリンパ腫かどうかはわかりません。組織検査（生検）が必要です。

診断が確定したらさらに検査を重ね、治療の進め方を考えていきます。

診断をつける

組織検査(生検)

リンパ節のしこりや、臓器などにできたかたまりの一部を採取して調べる（→P19）

リンパ腫と確定

病型（タイプ）まで確認。染色体や遺伝子の異常を調べる検査もおこなう

↓

リンパ腫の広がりを調べる

画像検査

さらに病変がないか、胸部X線検査、全身CT検査、PET-CT検査、超音波検査などで確認

血液検査

血液細胞の数、肝機能、腎機能などのほか、HTLV-1、肝炎ウイルスなどウイルス感染の有無も調べる

▼腫瘍量が多いと数値が高く出やすい項目

LDH（乳酸脱水素酵素）／CRP（C反応性タンパク）／sIL-2R（可溶性インターロイキン2受容体）／β2MG（β2ミクログロブリン）など

骨髄検査

骨髄中にがん細胞がみられるか確認

髄液検査・脳MRI

脳や髄膜への広がりが疑われる場合は、髄液を採取してがん細胞の有無を確認する

↓

全身の状態を調べる

血液検査や尿検査、心電図検査や心臓超音波検査などから、全身の状態をはかる

タイプや病期の確認は治療方針の決定にかかわる

リンパ節の腫れは、病原体と闘うための正常な反応として、リンパ球が集まっているためであることもあれば、どこかにできたがんが転移して、リンパ節にしこりができることもあります。臓器にできた腫瘍は、その臓器の細胞から発生したがんかもしれません。リンパ腫かどうかは、病変の組織を採取して調べることで初めて確定します。同時に病型（タイプ）も判明します。

治療の方針を決めるためには病期の確認も重要です。

リンパ腫そのものについて調べるとともに、推奨される治療法に耐えられる体力があるかどうか、患者さんの全身の状態も確かめていきます。

リンパ腫の病期

リンパ腫は、広がり方により4つの病期（ステージ）に分けられます。Ⅰ、Ⅱ期は限られた範囲にとどまっている限局期、Ⅲ、Ⅳ期は進行期といわれ、より広い範囲に広がった状態です。

限局期	Ⅰ期	リンパ節病変が片側の首やわきの下など、1ヵ所にとどまっている。あるいはリンパ節病変はなく、節外病変が1ヵ所のみ	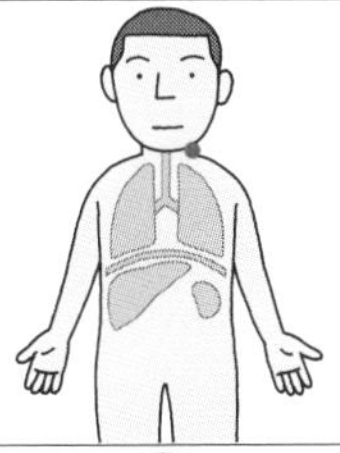
	Ⅱ期	リンパ節病変が離れたところに2ヵ所以上ある、または節外臓器の病変1ヵ所とリンパ節病変が1ヵ所以上あるが、横隔膜の上また下のどちらかにとどまっている	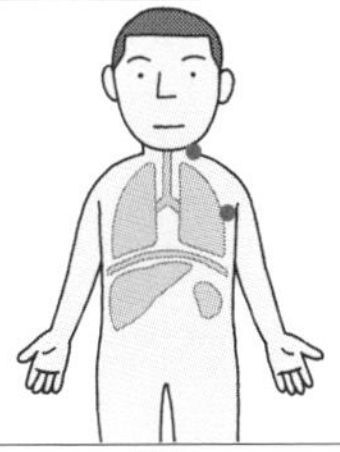
進行期	Ⅲ期	リンパ節病変が横隔膜の上にも下にもみられる。または脾臓病変を伴う横隔膜の上側の複数のリンパ節病変	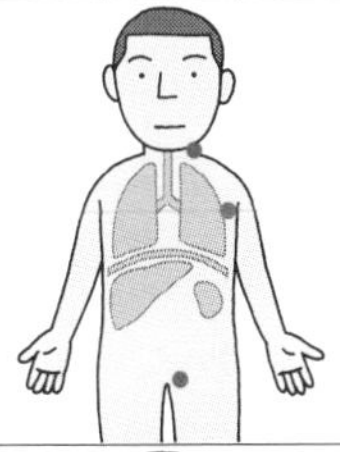
	Ⅳ期	リンパ節だけでなく、節外臓器にも広範囲に広がっている	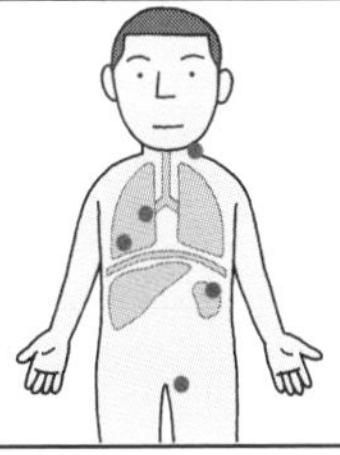

B症状といわれる下記の症状が1つでもあれば、同じ病期でもより進行しているととらえられる

①38℃を超える原因不明の発熱が続く

②布団やシーツがずぶ濡れになるほどのひどい寝汗をかく

③診断前の6ヵ月以内に、ふだんの体重の10%を超す原因不明の体重減少があった

リンパ腫の治療①

進み方が速いものは早めに治療開始

リンパ腫は病型（タイプ）によって効果的な治療法が異なります。進み方が速いタイプのリンパ腫なら、できるだけ早い時期に治療を開始します。

進行が速くても治療効果は期待できる

多くの専門家が「現段階ではこれが最善」と認めている治療のしかたを「標準治療」といいます。リンパ腫の標準治療は病型（タイプ）により異なります。

いずれのタイプでも、病変の範囲が限られていれば放射線療法も有効ですが、基本的には薬物療法を中心に治療が進められます。とくに進行が速いアグレッシブ、高度アグレッシブとされるリンパ腫は、できるだけ早いタイミングで薬物療法を開始します。「進行が速い」と聞くと不安になるかもしれませんが、早めに適切な治療を受ければ十分な効果が期待できます。

治療についての基礎知識

リンパ腫の治療に共通する点を挙げておきます。

治療方針は病型・病期・全身状態によって変わる

病型（タイプ）によって治療の進め方は異なります。同じタイプでも、病期が異なれば対応も異なります。

患者さん自身の全身状態によって、薬の組み合わせや投与の回数が調整されることもあります。

薬物療法や放射線療法で治す

リンパ腫の治療は薬物療法が中心ですが、場合によっては放射線療法のみ、あるいは薬物療法と放射線療法を組み合わせて進められます。手術がおこなわれるのはまれです。

通院しながら治療を進めることが多い

複数の薬を使う場合でも、多くの場合、入院は必要ありません。外来で投与を受けてその日のうちに帰ります。ただし、治療開始直後や、患者さんの状態によっては入院がすすめられることもあります。

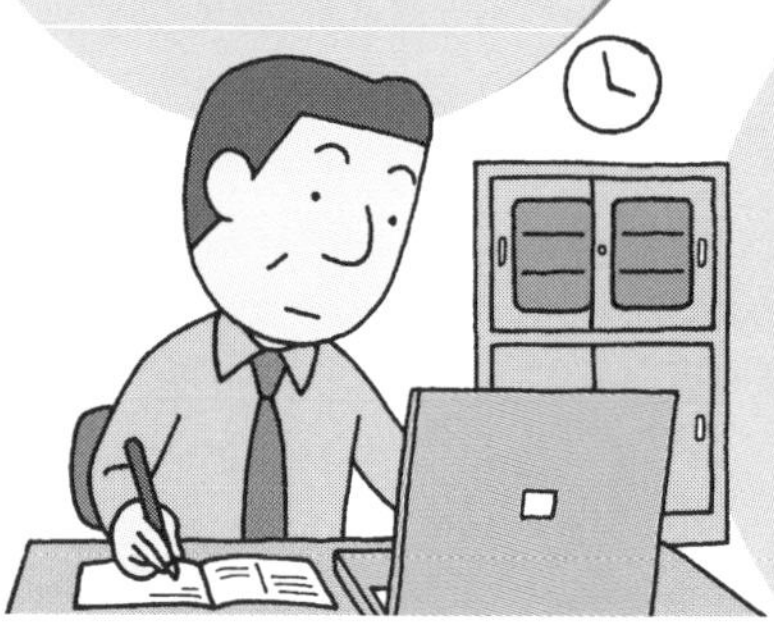

副作用の程度にもよるが、リンパ腫の治療と仕事を両立している人も少なくない

タイプに合った治療を始める

進み方の速いリンパ腫に対しては、多くの場合、複数の薬を組み合わせて治療します。組み合わせ方はいろいろで、薬剤名の一部の文字を並べて「○○療法」といわれます。

びまん性大細胞型B細胞リンパ腫

リンパ腫のなかで最も多くみられるタイプ。顕微鏡でみるとがん化したB細胞が病変全体に広がってみえることから「びまん性」といわれます。分子標的薬のひとつであるリツキシマブ（リツキサン® →P44）と抗がん剤などを併用するR-CHOP療法のほか、抗体薬物複合体のポラツズマブ ベドチン（ポライビー® →P44）を使うこともあります。

限局期（Ⅰ、Ⅱ期）
→ R-CHOP《アール チョップ》療法4コース＋Rのみ2コース　またはR-CHOP療法3コース＋放射線療法
→ R-CHOP療法6コース（±Rのみ2コース±放射線療法）またはPola-R-CHP《ポラ アール チップ》療法

進行期（Ⅲ、Ⅳ期）
→ R-CHOP療法6コース（±Rのみ2コース±放射線療法）またはPola-R-CHP療法

▼各療法の進め方

			1コース目						2コース目以降
			1日	2日	3日	4日	5日	6〜21日	
R-CHOP療法	分子標的薬	R	前日か1日目、2日目などに1回点滴					休薬	●3週間ごとに1コース目と同様に投与する ●吐き気、末梢神経障害（しびれ）、骨髄抑制、倦怠感、食欲低下、脱毛、便秘などの副作用にも対応していく（→第5章）
	抗がん剤	C	点滴○						
		H	点滴○						
		O	点滴○						
	ステロイド薬	P	内服○	○	○	○	○		
Pola-R-CHP療法	分子標的薬	Pola	1日目か2日目に1回点滴					休薬	
		R	前日か1日目、2日目などに1回点滴						
	抗がん剤	C	点滴○						
		H	点滴○						
	ステロイド薬	P	内服○	○	○	○	○		

R（リツキシマブ）／C（シクロフォスファミド）／H（ドキソルビシン）／O（ビンクリスチン）／P（プレドニゾロン）／Pola（ポラツズマブ ベドチン）

（日本血液学会編『造血器腫瘍診療ガイドライン2023年版』をもとに作成）

末梢性Ｔ細胞リンパ腫

成熟したＴ細胞ががん化したもの。進行は速めのものが多いのですが、リンパ腫なのか、正常な炎症反応としてＴ細胞が増えているのか、区別しにくいことが多く、診断に時間がかかることが少なくありません。

治療に用いる薬は細胞表面にCD30というタンパク質が現れているかどうかで変わることも。CD30陽性なら、抗体薬物複合体（→P44）のブレンツキシマブ ベドチン（アドセトリス®）が使用できます。

▼末梢性Ｔ細胞リンパ腫の主なタイプ

- **未分化大細胞リンパ腫**
  ALKという細胞の増殖にかかわるタンパク質がみられるもの（陽性）、みられないもの（陰性）に分けられる。ALK陽性のものは抗がん剤が効きやすい
- **血管免疫芽球性Ｔ細胞リンパ腫**
- **末梢性Ｔ細胞リンパ腫・非特定型**
- **成人Ｔ細胞白血病リンパ腫**

CD30陽性 → ブレンツキシマブ ベドチン併用CHP療法※

CD30陰性 → CHOP療法※など

※C(シクロフォスファミド)／H(ドキソルビシン)／O(ビンクリスチン)／P(プレドニゾロン)

成人Ｔ細胞白血病リンパ腫

大きく4つのタイプがあり、急性型やリンパ腫型は、早急に治療を始めます。なお、HTLV-1に感染しているだけの段階（キャリア）では、通常の健康診断だけでよいとされています。

くすぶり型
白血球数は正常だが、血液や皮膚などに異常な細胞がみられる
→ 無治療 経過観察

慢性型
血液中に異常な細胞がみられる
→ 無治療 経過観察（悪化がみられたら治療開始）
→ 多剤併用薬物療法

リンパ腫型
主にリンパ節で増殖
→ 多剤併用薬物療法

急性型
血液中に異常な細胞が急増
→ 多剤併用薬物療法

無治療 経過観察
急激に進むこともあるため、定期検診は必要

多剤併用薬物療法
複数の異なる組み合わせ薬剤を投与。それを数コースくり返したあと、可能なら同種造血幹細胞移植をおこなう

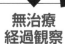

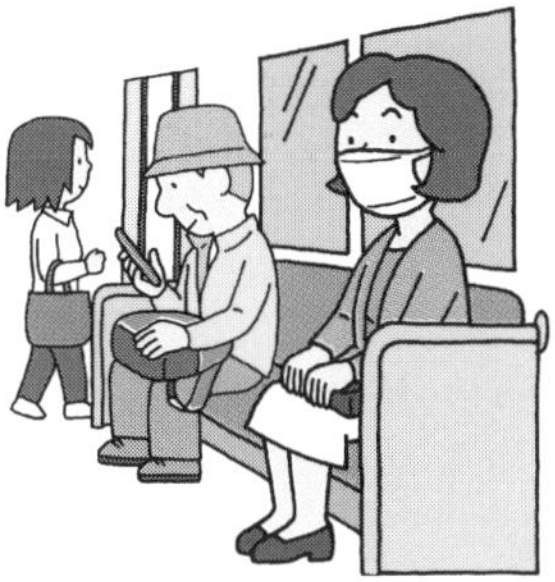

治療中は感染症の予防対策が必要(→第5章)

マントル細胞リンパ腫

リンパ節の中にある濾胞を囲むマントル帯(→P42)のB細胞に由来するリンパ腫。進行がゆるやかなこともありますが、限局期に発見されることはきわめてまれで、ほとんどは進行期で見つかります。

自家造血幹細胞移植併用大量化学療法が可能かどうかで治療方針が異なります。

リツキシマブ併用薬物療法

→ 可能なら自家造血幹細胞移植併用大量化学療法 → リツキシマブ維持療法

→ リツキシマブ維持療法

リンパ芽球性リンパ腫

急性リンパ性白血病と同じもの。治療法も同じです(→P62)。

ホジキンリンパ腫

20〜30代の若年者と、60歳以上の高齢者に多くみられます。

化学療法、放射線療法が効きやすいリンパ腫です。

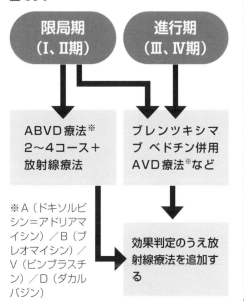

限局期(Ⅰ、Ⅱ期)

→ ABVD療法※ 2〜4コース+放射線療法

→ ブレンツキシマブ ベドチン併用AVD療法※など → 効果判定のうえ放射線療法を追加する

進行期(Ⅲ、Ⅳ期)

→ ブレンツキシマブ ベドチン併用AVD療法※など → 効果判定のうえ放射線療法を追加する

※A(ドキソルビシン=アドリアマイシン)/B(ブレオマイシン)/V(ビンブラスチン)/D(ダカルバジン)

バーキットリンパ腫

子どもや若い人に多いリンパ腫で、しばしば小腸をはじめ、おなかの中に大きなかたまりができます。

リンパ腫のなかでは最も進行が速いタイプですが、抗がん剤がよく効きます。診断がついたらできるだけ早く、数種類の抗がん剤を使った強力な薬物療法を始めます。脳や髄膜にもがんが入り込みやすいため、脊髄腔に抗がん剤を注入する治療も併用します。

(日本血液学会編『造血器腫瘍診療ガイドライン2023年版』をもとに作成)

すぐに治療を始めないこともある

診断がついたのに「まだ治療は不要」と言われ、戸惑うこともあるでしょう。しかし、進み方が遅いタイプのリンパ腫なら、無治療のまま様子をみる「無治療経過観察」も有用な選択肢になります。

進み方が遅いリンパ腫の初回治療の進め方

無治療経過観察となった場合には、定期的に通院し、病変の大きさの変化や、リンパ腫による臓器の圧迫、自覚症状の変化、血液の異常などをチェックしていきます。

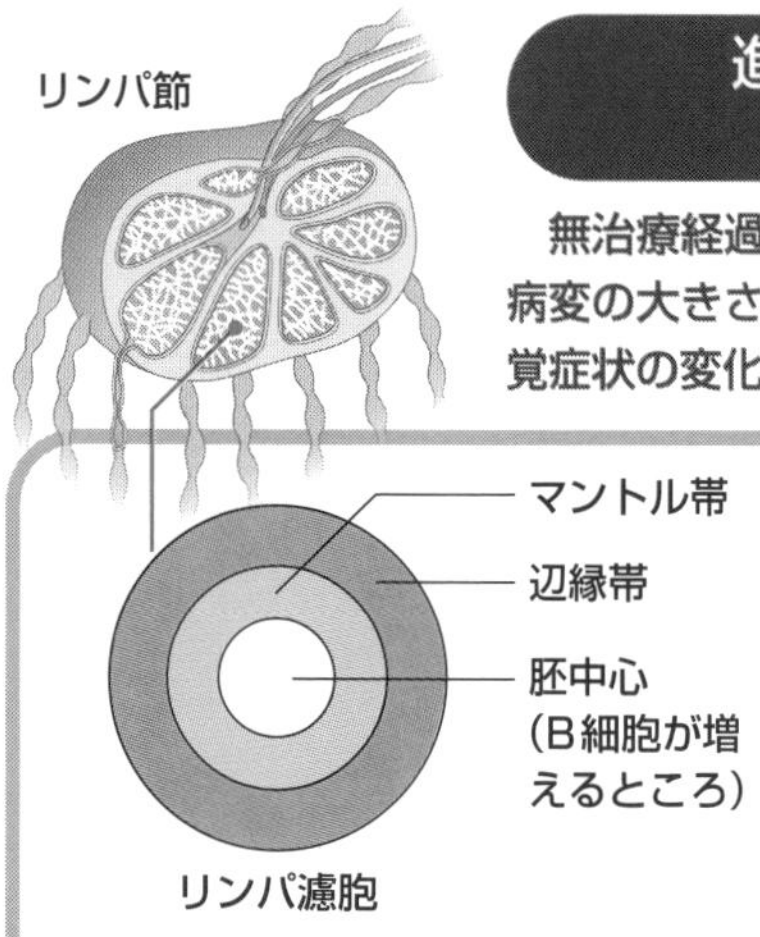
リンパ節
マントル帯
辺縁帯
胚中心
(B細胞が増えるところ)
リンパ濾胞

濾胞性リンパ腫は、病変組織にみられる大型細胞の割合でグレード1、2、3a、3bに分けられている。3bの場合、びまん性大細胞型B細胞リンパ腫と同様の治療をおこなう

濾胞《ろほう》性リンパ腫

リンパ節の胚中心のB細胞ががん化して増え、リンパ節などの腫れを起こします。抗CD20抗体薬（→P44）を単独、あるいは抗がん剤とともに使って治療しますが、進行期でも病変が小さければ無治療経過観察もありえます。

経過中、進行が速くなった場合は、びまん性大細胞型B細胞リンパ腫と同じように治療していきます（→P39）。

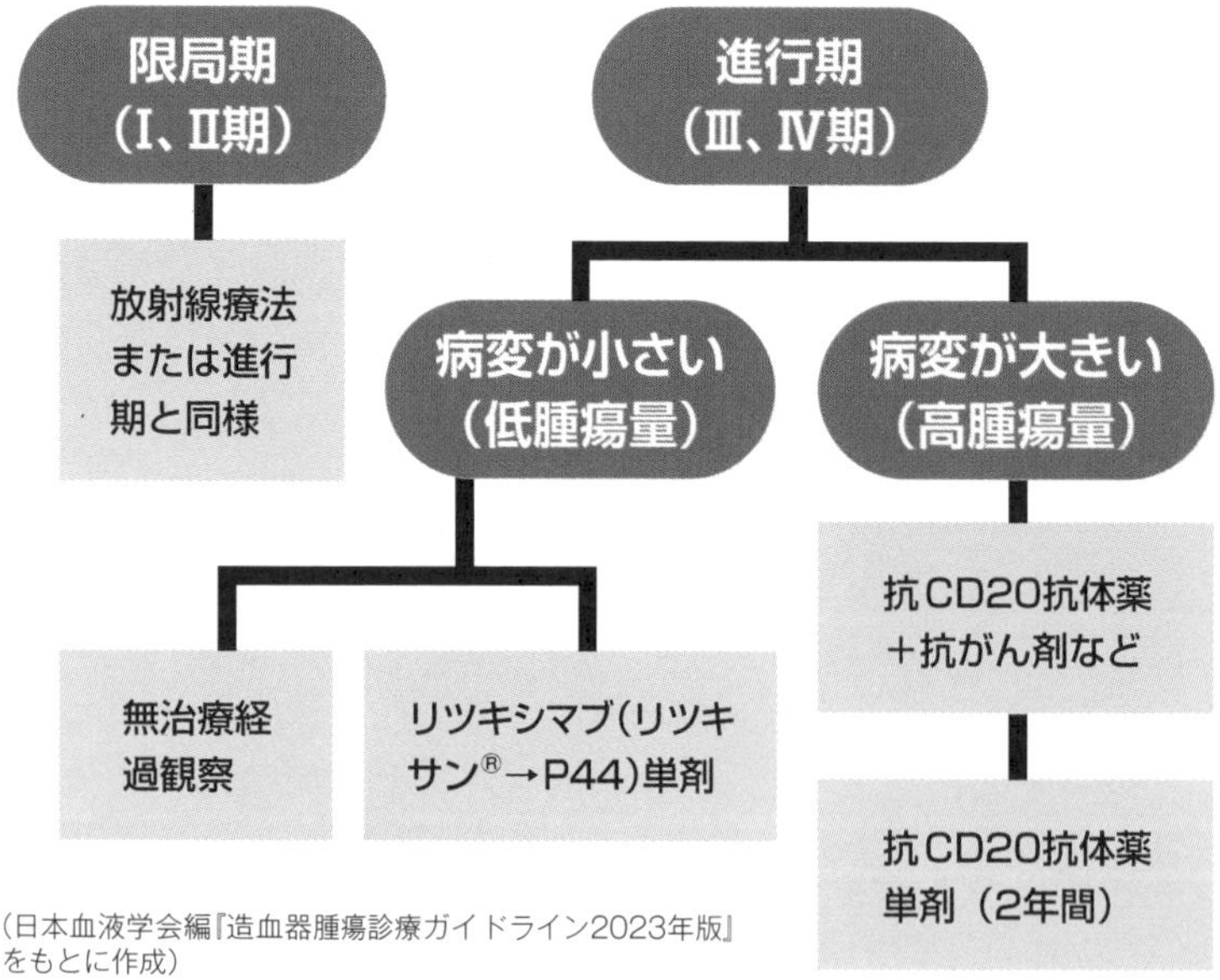
限局期
（I、II期）
放射線療法
または進行
期と同様
進行期
（III、IV期）
病変が小さい
（低腫瘍量）
病変が大きい
（高腫瘍量）
無治療経
過観察
リツキシマブ(リツキサン®→P44)単剤
抗CD20抗体薬
＋抗がん剤など
抗CD20抗体薬
単剤（2年間）

（日本血液学会編『造血器腫瘍診療ガイドライン2023年版』をもとに作成）

リンパ形質細胞性リンパ腫

B細胞と形質細胞（→P13）の中間的な細胞ががん化したリンパ腫。がん細胞が主に骨髄にみられ、血液中に異常なタンパク質（Mタンパク）が増えている場合は原発性マクログロブリン血症といいます。無症状なら無治療経過観察、貧血などの症状があればBTK阻害薬（→P44）や抗がん剤などによる薬物療法、Mタンパクが多ければ血漿交換療法（→P81）で対応します。

菌状息肉症《きんじょうそくにく》／セザリー症候群

皮膚症状のみなら菌状息肉症、紅皮症や血液に異常な細胞がみられるようになるとセザリー症候群といわれます。進み方はとても遅いのですが、止めることは難しく、皮膚の状態に合わせて悪化を防ぐ治療（保湿、ステロイド薬、光線療法など）と、抗がん剤などを使用した薬物療法をおこないます。

MALT《マルト》リンパ腫

粘膜関連リンパ組織（MALT：mucosa associated lymphoid tissue）にできるリンパ腫で、辺縁帯リンパ腫の一種。胃に発生した場合と、その他の部位（大腸、肺、甲状腺、唾液腺、目のまわり、乳腺など）に発生した場合で対応は異なります。

胃限局のMALTリンパ腫

大半の人にピロリ菌が見つかり、除菌治療だけで7～8割の患者さんは病変が小さくなる。ピロリ菌がいない、除菌しても病変に変化がないなどの場合は、放射線療法など

胃以外のMALTリンパ腫

Ⅰ期なら放射線療法や手術、または無治療経過観察。Ⅱ期以降は進行期の濾胞性リンパ腫の治療と同様

▼その他の辺縁帯リンパ腫

リンパ節にできる「節性辺縁帯リンパ腫」は、濾胞性リンパ腫と同様の治療。脾臓全体が大きくなる「脾辺縁帯リンパ腫」は、貧血、血小板減少などがあれば、リツキシマブの使用。脾臓の摘出、その他、濾胞性リンパ腫と同じように治療する

早く治療を始めても再発を防げるわけではない

インドレントリンパ腫といわれる進み方が遅いタイプのリンパ腫は、数年たっても病変は小さなままで、これといった症状はない状態が続くこともまれではありません。大半はB細胞に由来するもので、抗CD20抗体薬が効くことが多く、限られた範囲の病変なら放射線療法も有効です。一方で、治療によりいったん病変が消えても、再発をくり返すことが少なくありません。病変が小さい場合、その時点で治療を始めても、大きくなってきてから治療を始めても生存率に変わりはないことがわかっています。早く治療したからといって再発しにくくなるわけではなく、治療の負担が増すだけと考えられる場合も多いのです。

副作用のリスクのある治療は、病変が大きくなったり自覚症状が現れたりするまで先延ばしにするのも有用な選択といえます。

薬物療法

リンパ腫の半数以上は分子標的薬が効く

進み方が速いタイプだけでなく、進み方が遅いタイプのリンパ腫も症状によっては、診断がつきしだい治療開始となります。どのような薬をどのように使っていくか、把握しておきましょう。

リンパ腫治療に使われる主な分子標的薬

リンパ腫の多くは、特定の目印をもつ細胞だけに作用する分子標的薬（→P24）が使用可能です。

抗体薬

B細胞由来の非ホジキンリンパ腫には、B細胞の表面に現れているタンパク質（CD20）をターゲットとする抗CD20抗体薬が有効です。

■抗CD20抗体薬／点滴

- ●リツキシマブ（リツキサン®など）
- ●オビヌツズマブ（ガザイバ®）

オビヌツズマブは濾胞性リンパ腫のほか慢性リンパ性白血病でも用いられる（→P67）

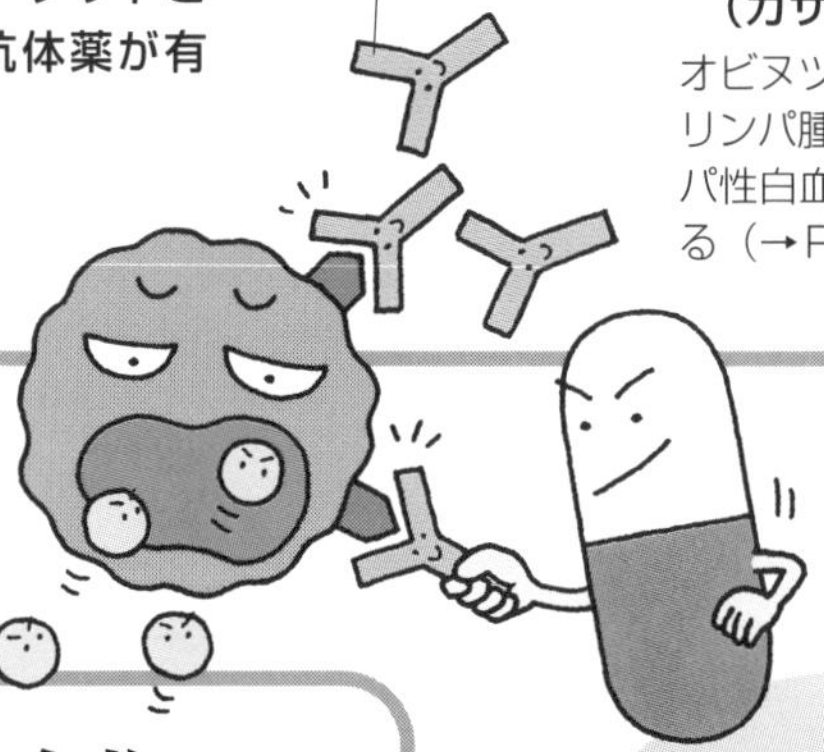
人工的につくられた抗体（モノクローナル抗体）
がん細胞の中に入り込んで作用する
モノクローナル抗体と他の薬剤が一体化

低分子化合物

一部のリンパ腫には、B細胞の分化や活性化をコントロールしている酵素のひとつであるBTK（ブルトン型チロシンキナーゼ）の働きを妨げるBTK阻害薬が使われます。

■BTK阻害薬／内服

- ●イブルチニブ（イムブルビカ®）
- ●アカラブルチニブ（カルケンス®）
- ●チラブルチニブ（ベレキシブル®）

効果を維持するため、長期間続ける必要がある

抗体薬物複合体

単独で、またはほかの抗がん剤と併用で用います。初回治療で使うこともあります。

- ●ポラツズマブ ベドチン（ポライビー®）：抗CD79b抗体＋抗がん剤
- ●ブレンツキシマブ ベドチン（アドセトリス®）：抗CD30抗体＋抗がん剤

抗CD20抗体薬の使い方

リンパ腫の半数以上を占めるB細胞由来の非ホジキンリンパ腫の治療には、しばしば抗CD20抗体薬が使用されます。点滴で投与します。

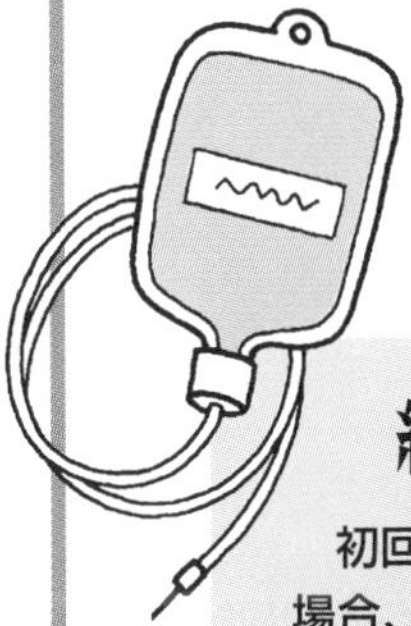

初回治療

●単独の場合（リツキシマブ）は1週間ごとに1回。最大8回
●他の薬と併用する場合※は、各コースの初めに1回。数コース（オビヌツズマブは1コース目のみ、1・8・15日目に投与）

※R-CHOP療法（→P39。オビヌツズマブの場合はG-CHOP療法。Gはガザイバ®の意）のほか、濾胞性リンパ腫では抗がん剤のベンダムスチン（トレアキシン®など）と組み合わせたR-B（G-B）療法も選択肢のひとつ

●初回の点滴時に過剰な反応が起こり、発熱、悪寒、かゆみなどが現れることが少なくない（インフュージョンリアクション：輸注反応）。重い場合は血圧低下や呼吸困難が起こることも。2回目以降は減ってくる
●併用する抗がん剤による副作用にも注意が必要（→第5章）

濾胞性リンパ腫など

維持療法

初回治療で効果があった場合、さらに2年間、治療を続けることで再発のない期間が長くなります。
●8週間ごとに1回。最大12回

なにを使うかは病型、さまざまな条件しだい

リンパ腫の治療に用いられるのは、主に分子標的薬や抗がん剤で、それぞれ多くの薬剤があります。どの薬を使用するかは、病型や異常な遺伝子の有無、初めて治療を受けるのか、再発後の治療かなどといった条件によって異なります。

抗がん剤にくらべると分子標的薬は副作用が少なめです。より安全な治療の選択肢ともいえます。ただし、分子標的薬だけで完全にがん細胞を消し去るのは難しいことが多く、抗がん剤など、ほかの薬と併用することも少なくありません。そもそも病型や条件が合わず、分子標的薬を使用できないこともあります。また、抗がん剤だけで十分な治療効果を望める場合もあります。不明な点は担当医に尋ねましょう。

新薬の開発、実用化はこれからも進んでいきます。場合によっては臨床試験への参加も選択肢のひとつになります（→P51）。

放射線療法

病変の範囲が狭ければ放射線療法も効果的

体の外から病変に向けて放射線を当て、リンパ腫細胞の死滅をはかるのが放射線療法です。放射線療法だけで治すこともあれば、薬物療法と組み合わせておこなうこともあります。

放射線療法がおこなわれる例

病変が1ヵ所、あるいは複数の小さな病変が限られた範囲にまとまって存在する場合におこなわれる治療法です。

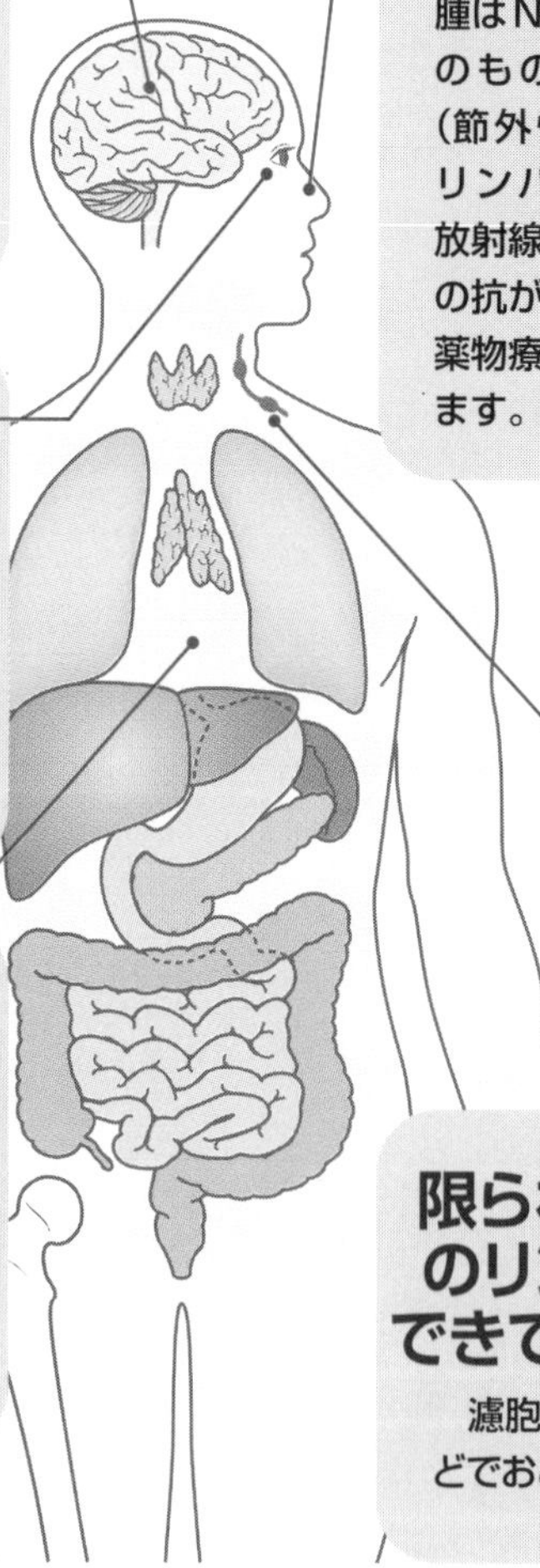

脳にできた場合

脳のみにできたリンパ腫や、脳以外のリンパ腫で二次的に病変が広がった場合、全脳照射を用いることがあります。

認知障害のリスクがあるとされます。

鼻にできた場合

鼻にできるリンパ腫はNK/T細胞由来のものがほとんど（節外性NK/T細胞リンパ腫、鼻型）。放射線療法と、複数の抗がん剤を使った薬物療法をおこないます。

目のまわりにできた場合

多くはMALTリンパ腫です。ほかのところに広がることはほとんどなく、放射線療法だけで治療を終えるのが一般的です。

縦隔にできた場合

左右の肺の間の縦隔にできたホジキンリンパ腫では、薬物療法に続けて放射線療法をおこなうことがあります。

限られた範囲のリンパ節にできている場合

濾胞性リンパ腫などでおこなわれます。

予定する線量を分割して照射する

たとえば40Gy《グレイ》の放射線照射が必要と考えられる場合は、1日2Gyずつ週5日×4週など、毎日少しずつ放射線を照射します（Gyは吸収線量の単位）。

副作用が現れることも

放射線照射後に起こることがある不快症状の多くは、治療後2～4週間で改善します。まれに治療後半年以上たってから、せきや息切れが目立つようになることも（放射線肺臓炎など）。副作用は、照射部位によって異なります。

▼急性期の副作用
- ●皮膚の赤み、乾燥　●吐き気・嘔吐
- ●倦怠感　●脱毛　●食欲の低下
- ●味覚の変化　●白血球の減少　など

▼晩期の副作用
- ●唾液分泌低下　●発がん　●冠動脈疾患

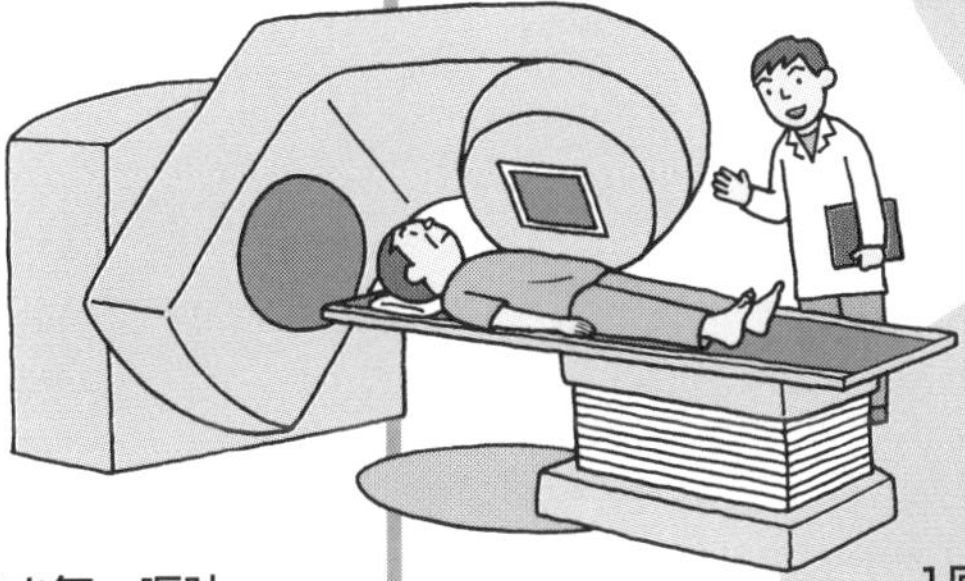

照射する範囲

病変そのものと、その周囲のリンパ節まで

照射にかかる時間

1回あたりの照射時間は1～2分。準備のための時間を含めても1日の治療は短時間で終わる

少しずつ、何回も。週末を除き毎日通院

放射線は分裂途中の細胞にダメージを与え、増殖を止めます。がん細胞だけでなく正常な細胞にも影響は及びますが、分裂のスピードが速いがん細胞にはより大きなダメージを与えられます。少しずつ何回にも分けて照射すれば、正常な細胞への影響を減らしながら病変を小さくしていくことができます。

病変が一ヵ所、あるいは複数の小さな病変があっても限られた範囲にまとまって存在する場合には、放射線療法は有効な治療法になります。初回治療に放射線療法だけをおこなうこともあれば、薬物療法と併用したり、薬物療法の効果が十分でなかった場合に追加でおこなったりすることもあります。

リンパ腫の病変が離れたところに複数ある場合、通常、放射線療法を用いることはありませんが、症状緩和を目的におこなうことはあります。

治療のあと

治療の効果をみながら対応を決める

しばらく治療を続けたら、効果のほどを確かめます。判定の結果、治療終了となった場合でも定期的な検診は続けていきます。

治療効果を判定する

治療により病変の大きさが一定の基準を下回っていたら「奏効（寛解）」と判断されます。どの段階まで治療効果を求めるかは、病型によって異なります。

初回治療終了

↓

CTやPET-CTで治療効果を判定

通常は画像検査で確かめます。CTでわかるのは病変の大きさだけですが、PET-CTは画像の濃淡で、がん細胞がどれだけ残っているかが判断できます。CTで病変が残っているように見えても、PET-CTで消えていればリンパ腫は残っていないと判断します。

↓

完全奏効（CR）
画像上、病変がすべて消失（活動性がみられない）

部分奏効（PR）
50％以上縮小、その他の臓器の病変も悪化せず、新たな病変も現れていない

安定（SD）
大きな変化はみられない

進行（PD）
病変が大きくなったり、新たな病変が現れたりしている

専門用語ではComplete response（完全奏効）とComplete remission（完全寛解）に分けられており、リンパ腫のCRはComplete response

画像検査で病変の変化を客観的に評価する

触れればわかるようなリンパ節の腫れがあった場合などは、治療を続けるうちに病変が小さくなっていくのを実感できるでしょう。

初めに予定していた治療を終了したあとは、画像検査などにより治療の効果判定をおこないます。通常、薬物療法を終えてから少なくとも三週間（通常六～八週間）、放射線療法の場合は三ヵ月ほどたったあとで評価します。

びまん性大細胞型B細胞リンパ腫では、完全奏効となれば治療終了です。濾胞性リンパ腫など、進み方の遅いインドレントリンパ腫は、部分奏効以上なら、十分な治療効果が得られたと判断します。

その後の対応はいろいろ

予定していた初回治療を終えたあとの対応は、病気のタイプと治療効果判定の結果により異なります。

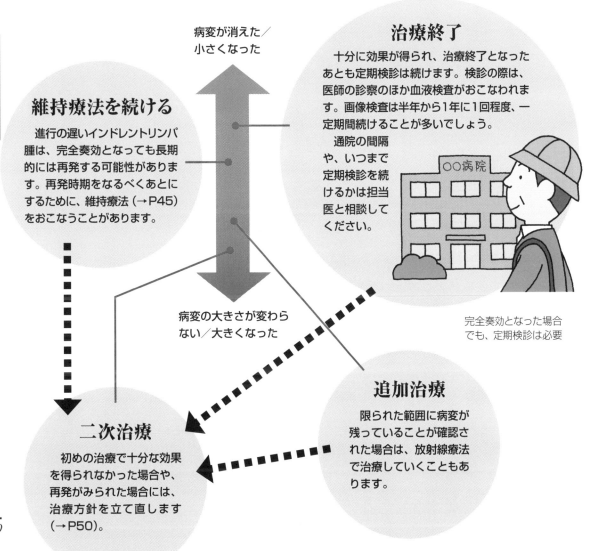

病変が消えた／小さくなった

病変の大きさが変わらない／大きくなった

治療終了

十分に効果が得られ、治療終了となったあとも定期検診は続けます。検診の際は、医師の診察のほか血液検査がおこなわれます。画像検査は半年から1年に1回程度、一定期間続けることが多いでしょう。

通院の間隔や、いつまで定期検診を続けるかは担当医と相談してください。

完全奏効となった場合でも、定期検診は必要

維持療法を続ける

進行の遅いインドレントリンパ腫は、完全奏効となっても長期的には再発する可能性があります。再発時期をなるべくあとにするために、維持療法（→P45）をおこなうことがあります。

追加治療

限られた範囲に病変が残っていることが確認された場合は、放射線療法で治療していくこともあります。

二次治療

初めの治療で十分な効果を得られなかった場合や、再発がみられた場合には、治療方針を立て直します（→P50）。

再発・難治の場合

改めて治療の進め方を考えていく

いったんは消えた病変が再び現れた場合を「再発」、標準的な治療をおこなっても効果が得られていない状態を「難治」といいます。どちらの場合も改めて治療方針を立て直す必要があります。

治療の目的を見定める

初回治療で効果が得られなかった場合や、いったん完全奏効となった後に再発した場合には、改めて治療の進め方を検討します。

病状などの確認
改めて生検をおこなうことも。患者さんの状態、考えや希望も確認

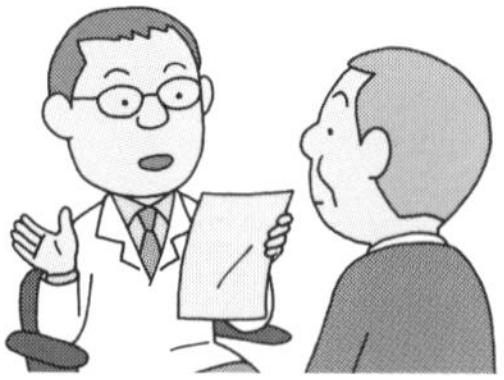

様子をみる
進行の遅いタイプで、病変が小さければ無治療のまま経過をみることも

治すことを目指し、治療する
十分にリンパ腫を抑えるため、初回とは異なる薬を用いた治療、造血幹細胞移植などをおこない、長期の奏効を目指す

症状の緩和をはかる
患者さんの状態によっては、症状をやわらげることを目的にした治療を中心に進める

再発をくり返すことも珍しくない

リンパ腫の多くは治療に反応しやすいといえますが、なかには治療が効きにくかったり、体力的な問題から治療が十分におこなえなかったりする場合もあります。

また、治療が効いても再発のおそれは残ります。なかには完治が期待できることもありますが、リンパ腫全体でいえば再発は珍しいことではありません。とくに進行の遅い濾胞性リンパ腫は、一度完全奏効となっても長期的にみると再発する可能性が高く、一回の治療で完全に治すのは難しいのが実情です。そのつど、病状と体力をはかりにかけながら、対応を考えていく必要があります。

再発・難治時の治療のしかた

病変の縮小・消失を目指すという目的は以前と同じでも、治療のしかたはいろいろです。再発・難治の場合にのみ、使用が認められている薬もあります。

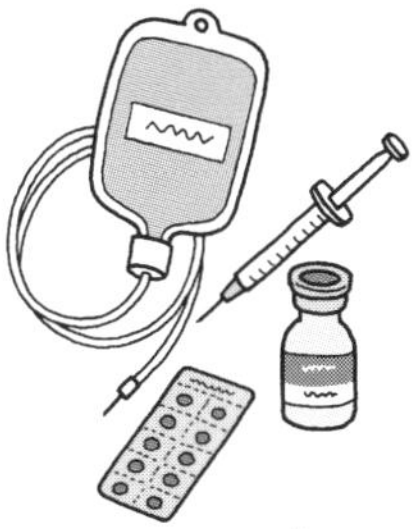

病気のタイプや患者さんの状態によっては造血幹細胞移植や、CAR-T細胞療法も検討可能(→P52)

濾胞性リンパ腫

再発までの期間が長く病変が小さければ無治療のまま様子をみたり、抗CD20抗体薬を単独または他の薬とともに用いたりします。免疫調節薬のレナリドミド（レブラミド®など）のように、再発時にだけ使用できる薬もあります。

びまん性大細胞型B細胞リンパ腫

可能なら、初回とは異なる組み合わせの多剤併用療法に続けて、造血幹細胞移植をおこないます。CAR-T細胞療法や二重特異性抗体（→P25）も選択肢となります。

薬物療法では抗がん剤のほか分子標的薬を使うこともあります。

ホジキンリンパ腫

可能なら、多剤併用療法に続けて造血幹細胞移植をおこないます。抗体薬物複合体のブレンツキシマブ ベドチン(→P44)、免疫チェックポイント阻害薬のニボルマブ（オプジーボ®)、ペムブロリズマブ（キイトルーダ®)が使用されることもあります。

末梢性T細胞リンパ腫

抗がん剤のロミデプシン（イストダックス®)、プララトレキサート（ジフォルタ®)、ツシジノスタット（ハイヤスタ®）などが使われます。抗体薬物複合体のブレンツキシマブ ベドチン（→P44）や、モガムリズマブ（ポテリジオ®）という抗体薬を使うこともあります。

マントル細胞リンパ腫

BTK阻害薬のイブルチニブの使用、リツキシマブ(→P44）併用の化学療法などがおこなわれます。

臨床試験（治験）への参加もひとつの方法

治験は、新たに開発された薬の有効性、安全性を科学的に検証するためにおこなわれるもの。国の承認を受けている治療法が効きにくい場合には、治験への参加を考えてもよいでしょう。

COLUMN

造血幹細胞移植か、CAR-T細胞療法か

CAR-T細胞療法が可能なタイプは限られている

薬物療法や放射線療法の効果が十分に得られないリンパ腫に対しては、造血幹細胞移植（→P26）が検討されることもあります。強力な薬物療法によって減少する血液細胞を補うための自家移植が中心ですが、何度も再発をくり返す場合には、同種移植がおこなわれることもあります。

近年、新たな選択肢として登場したCAR-T細胞療法は、患者さん自身の血液から採取したT細胞を、遺伝子医療の技術によって特定の目印をもつがん細胞への攻撃力を高めたものに改変し、体内に戻してがん細胞の根絶をはかる方法です。びまん性大細胞型B細胞リンパ腫や濾胞性リンパ腫の再発・難治例が対象で、保険診療として受けることが可能です。ただし、特定の目印のあるB細胞性のリンパ腫にしか効かない、採取してから戻すまでに時間がかかるなどといった面もあります。

どちらの方法も実施施設が限られているため、リンパ腫が再発・難治性となった場合には、転院が必要になることもあります。

▼CAR-T細胞療法の流れ

T
T
血液から採取したT細胞
化学療法をおこない、体内のリンパ球を減らしてからCAR-T細胞を戻す。投与は1回のみ。血液に輸注する
CAR-T細胞が、特定の抗原を発現するがん細胞にくっついて壊していく
製造施設では、キメラ抗原受容体（CAR）といわれる特殊なタンパク質をつくり出せるようにT細胞を改変する。CARは特定の抗原を認識して攻撃するためのもの
CAR T
改変・培養して増やしたCAR-T細胞

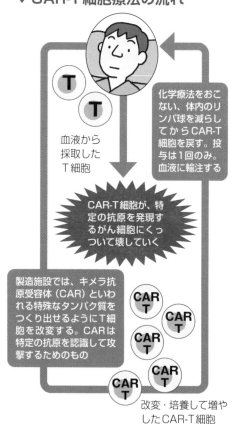

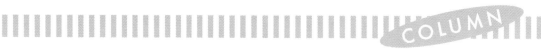

第3章

白血病の特徴と治し方

血液のがんと聞いて、まず思い浮かぶのが白血病かもしれません。
強力な抗がん剤治療を必要とする
手ごわい病気というイメージも強いでしょう。
しかし、白血病にもいろいろなタイプがあります。
なかには、毎日の服薬でコントロール可能なものもあります。

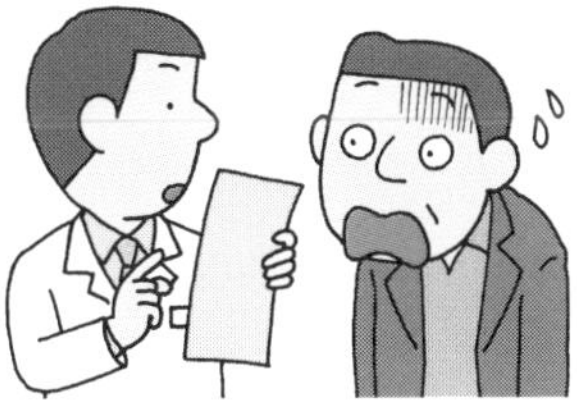

白血病とは

急性か慢性か、骨髄性かリンパ性かで特徴は違う

血液のがんの代表ともいえる白血病。急性のものか慢性のものか、異常な増え方をしているのはどんな細胞かで、その性質は大きく異なります。

進行が速い急性白血病

急性白血病では、分化が止まった未熟な細胞が急速に増え、正常な血液細胞が減っていきます。発症後間もない時期から、さまざまな不調が現れやすくなります。

急性骨髄性白血病（AML）

急性リンパ（芽球）性白血病（ALL）

骨髄で未熟なままの細胞がどんどん増える

顆粒球に育つ前の骨髄芽球など、骨髄系の未熟な細胞が増えていくのがAML、リンパ球に育つ前の未熟なリンパ芽球が増えていくのがALLです。

骨髄で正常な血液細胞が育たなくなる

勝手に増殖するようになった異常な細胞は白血病細胞と呼ばれます。白血病細胞ばかりが増え、正常な赤血球、白血球、血小板をつくる場所が占拠されてしまいます。

- 赤血球の減少⇒貧血に。顔色の悪さ、息切れ、動悸
- 白血球の減少⇒感染症、発熱、のどの痛み
- 血小板の減少⇒出血傾向

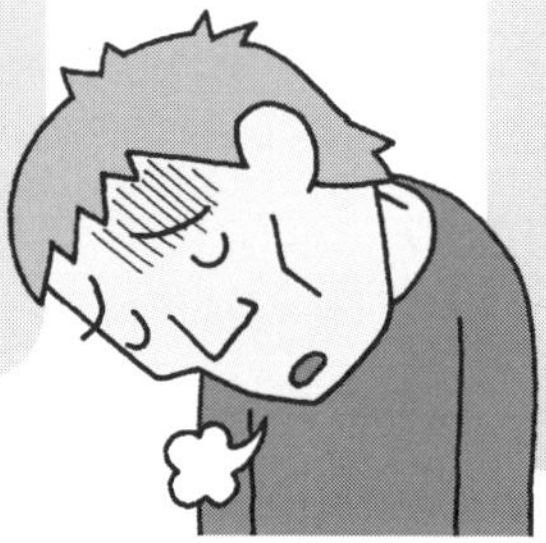

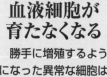

血液中に白血病細胞が流れ出す

通常、骨髄でしかみられない未熟な芽球が血液中に増えてきます。

さまざまな弊害が現れる

リンパ節の腫れ、骨や関節の痛み、内臓の機能低下をまねいたり、脳に入り込み頭痛や麻痺を起こしたりすることも。

▼白血病の種類

	急性	慢性
骨髄性	急性骨髄性白血病 （AML：acute myeloid leukemia）	慢性骨髄性白血病 （CML：chronic myeloid leukemia）
リンパ性	急性リンパ（芽球）性白血病 （ALL：acute lymphoblastic leukemia）	慢性リンパ性白血病 （CLL：chronic lymphocytic leukemia）

健康診断などの機会に受けた血液検査がきっかけで、発見に至ることが多い

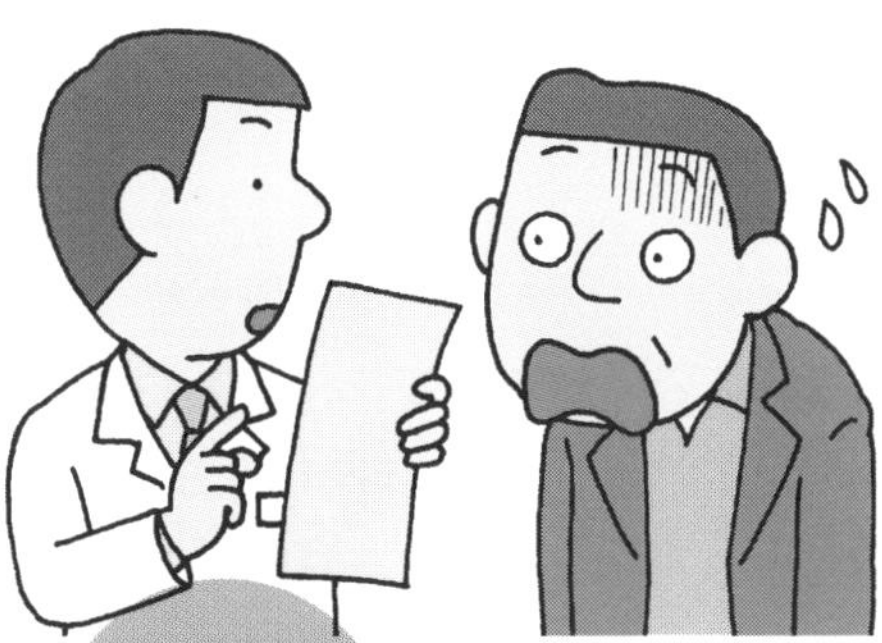

ゆっくり進む慢性白血病

慢性白血病には、慢性骨髄性白血病と慢性リンパ性白血病があります。進み方はゆっくりですが、対応はそれぞれ異なります。

慢性骨髄性白血病（CML）

白血球をはじめ、血球が増える

造血幹細胞に異常が起こり、骨髄系細胞が過剰につくられるようになります。とくに増えやすいのが白血球（顆粒球）です。初めのうちはただ増えるだけで、白血球としての機能は保たれているため、自覚症状はほとんどありません。

↓

未熟なままの細胞も増えてくる

放置していれば分化・成熟の過程にも異常が現れ始めます。未熟な細胞がいちじるしく増えていき、急性白血病と同様の状態に。そうならない手立てが必要です。

慢性リンパ性白血病（CLL）

成熟したリンパ球が増え続ける

成熟し、リンパ球となった細胞ががん化し、血液や骨髄、リンパ節などのリンパ組織の中で増殖していく病気です。進み方はとてもゆっくりであることが多く、なにも症状がなければとくに治療はせず、様子をみるだけのこともあります。

がん化したリンパ球が、リンパ組織でのみ増えている場合にはリンパ腫（小リンパ球性リンパ腫）ととらえられますが、本質的には同じ病気です。

大きく四つに分けられる

白血病では、血液細胞のなかでも主に白血球に育っていく途中の段階の細胞や、白血球そのものが異常に増えていきます。白血球は、骨髄系の前駆細胞から育つ顆粒球（好中球・好酸球・好塩基球）と単球、リンパ系の前駆細胞から育つリンパ球に分けられます（↓P13）。白血病細胞といわれる異常な細胞が増える速さ、その細胞が骨髄系のものかリンパ球系のものかにより、白血病は大きく四つに分類されます。

骨髄の中で未熟な白血病細胞がどんどん増えていく急性白血病と、成熟した細胞がゆっくり増えていく慢性白血病では、治療の緊急度が異なります。急性白血病は、骨髄性でもリンパ性でも一刻も早く強力な治療を始める必要があります。一方、慢性白血病は、骨髄性かリンパ性かで対応は変わります。それぞれの特徴に応じて効果的な治療の進め方は異なるのです。

診断のしかた

細胞の形、染色体や遺伝子の異常なども確認

どのタイプの白血病にせよ、多くの場合、各種血液細胞の数や割合など、血液検査のデータに異常が現れます。さらに詳しい検査をしたうえで診断を確定し、治療方針を決めていきます。

白血病と診断されるまでの流れ

慢性リンパ性白血病は血液検査だけで診断可能ですが、その他の白血病は骨髄検査もおこなったうえで診断が確定します。

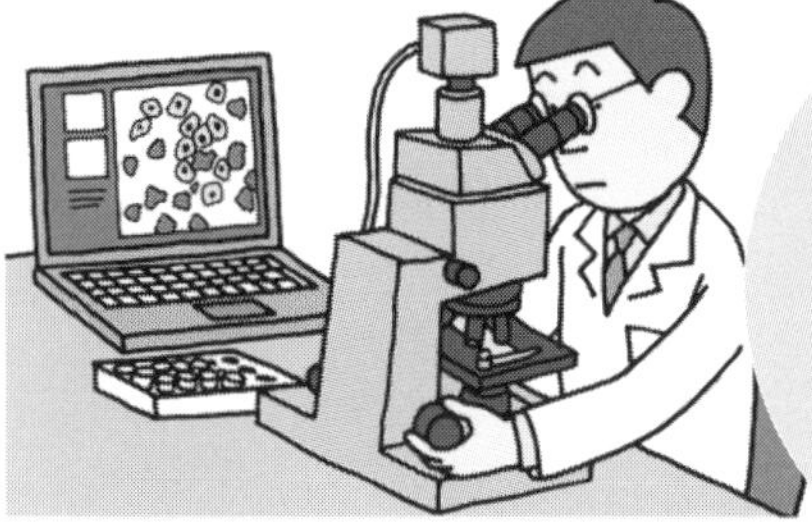

顕微鏡検査では血液細胞の種類や形を確認する

血液を調べる

赤血球・白血球・血小板の数、白血球分画（好中球・リンパ球・単球・好酸球・好塩基球の割合）のほか、顕微鏡検査、白血病細胞の表面に現れている抗原の解析、染色体や遺伝子の異常の検出などをおこなう

▼血球数にみられる変化（診断時）

	血液中の血球の数の変化	血球の形
急性骨髄性白血病（AML）／急性リンパ性白血病（ALL）	白血球の数は異常に多いこともあれば減少していることもある。赤血球や血小板は通常減少している	正常時はみられない未熟な芽球（白血病細胞）が確認される
慢性骨髄性白血病（CML）	白血球（とくに顆粒球）が増えている。赤血球は正常かやや減少、血小板は増えていることが多い	初めのうちは正常な血球と同じようにみえる。進行とともに未熟な細胞もみられるようになる
慢性リンパ性白血病（CLL）	リンパ球が非常に増えている（5000／μL以上）	小型で、正常なリンパ球と見分けにくい

骨髄を調べる

骨髄中の異常な血液細胞の有無や割合、正常な血液細胞の種類や割合を確認。染色体異常や遺伝子異常を調べることも

全身の状態を調べる

画像検査で肝臓や脾臓、リンパ節などが腫れていないか確認したり、治療に耐えられる状態か、心機能を確かめる検査をしたりする

適切な治療を進めるためにも詳しく調べる

急性白血病は発熱や全身のだるさなどの風邪のような症状や、全身の痛みなどのために受診したことがきっかけで発見に至ることが多い病気です。一方、慢性白血病は健康診断などが発見のきっかけになる例が多くみられます。

ただし、「白血球が多い＝白血病」ではありません。白血病の診断には、血液や骨髄にみられる血液細胞の種類や数、形を調べることが必要です。また、治療方針を決めるうえでは、異常な染色体、遺伝子の有無や種類を調べておくことが重要です。白血病の治療は、薬物療法が中心ですが、特定の遺伝子異常がみられるかどうかで使用する薬が変わったり、治療法の選択が変わったりすることもあるからです。

病期があるのは慢性の白血病だけ

病期（ステージ）はがんの進行を段階的に示す目安です。慢性白血病については、それぞれ以下のように定められています。慢性リンパ性白血病は、病期によっては無治療経過観察もありえます。

慢性骨髄性白血病（CML）

無治療の場合、段階的に進行していきます。

- **慢性期**：白血球や血小板が増えるが、自覚症状に乏しい状態が数年続く。この段階から治療開始
- **移行期**：無治療の場合、骨髄系細胞の分化異常が起こり始める
- **急性転化期**：分化が途中で止まった未熟な細胞が増加。急性骨髄性白血病と同じ状態に

慢性リンパ性白血病（CLL）

リンパ球の数や、貧血、血小板減少の有無や程度、リンパ節、肝臓や脾臓の腫れの有無により病期が決まります。

病期を５段階に分け、0期を低リスク、Ⅰ／Ⅱ期を中間リスク、Ⅲ／Ⅳ期は高リスクとする分類法（改訂Rai《ライ》分類）と、3つの病期（進行度が低いものからA、B、C）に分ける分類法（Binet《ビネ》分類）があります。

急性白血病に「病期」はない

多くの場合、急性白血病は進行が速いため、病期の定めはなく、待ったなしに治療開始となります。

複数の薬を使いながら完全寛解を目指す

成人の急性白血病のおよそ八割は急性骨髄性白血病（ＡＭＬ）です。薬物療法をおこなっていきますが、薬物療法のみでは治せない可能性が高ければ造血幹細胞移植も選択肢となります。

治療の方針

放っておけば命に危険が及びます。できるだけ早く治療を始めます。

多剤併用の薬物療法をおこなう

白血病細胞は急速に増えていきます。複数の薬を併用する強力な治療で白血病細胞の根絶をはかります。

治療中は入院を続ける

もともと正常な血液細胞が少なくなっているうえ、強力な治療によってさらに減ります（骨髄抑制→P88）。その状態での感染、出血は命にかかわることもあるため、多くの場合、治療の大部分は入院して受けます。

異常な細胞ゼロの完全寛解を目指す

骨髄中の芽球（白血病細胞）が5％未満、血液検査では検出されず、白血球、赤血球、血小板の数も正常範囲になれば完全寛解です。寛解導入療法で寛解に至ったあとも、わずかに残っているかもしれない白血病細胞を消し去るためにしばらく治療を続けます。

当面の目標　血液学的完全寛解
血液検査で確認

より高い目標　分子的完全寛解
白血病細胞の遺伝子の有無を可能ならPCR法で確認

強力な治療が必要だが体力に応じて調整する

診断時、体内の白血病細胞の数はおよそ一兆個以上。これを限りなくゼロに近い状態にまで減らし、維持することを目指して治療を進めます。

寛解を得て、その状態を維持するには強力な治療が必要です。多くの抗がん剤を使えば、それだけ副作用も大きくなります。体力に不安があれば、薬の量を減らしたり、組み合わせを変えたりすることもあります。

また、遺伝子異常の種類によっては、予後があまりよくないと予想されることも。その場合には、可能なかぎり同種造血幹細胞移植の実施を検討します。

急性骨髄性白血病の治療の流れ

治療に用いる薬は年齢や体力、持病の有無によって変わってきます。高齢者とされるのは65歳以上とするのが一般的ですが、必ずしも年齢だけでは判断されません。

寛解導入療法

初回におこなう多剤併用療法。血液学的完全寛解を目指す。強い治療は通常1コース

強い治療
（若年者や体力のある高齢者）

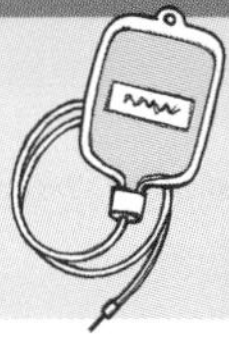

シタラビン（7日間連続で点滴）＋アントラサイクリン系（イダルビシンまたはダウノルビシン。3〜5日間点滴）

効果的だが骨髄抑制が強い。アントラサイクリン系は心臓に負担がかかる。心機能に問題あれば避ける

弱めの治療
（持病のある人や高齢者）

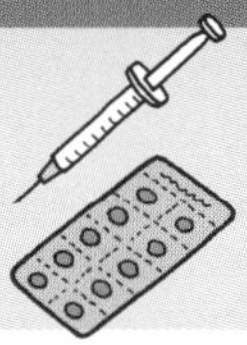

ベネトクラクス（ベネクレクスタ®。毎日内服）＋アザシチジン（7日間主に皮下注射）あるいは少量のシタラビン（10日間主に皮下注射）を数コース

ベネトクラクスは分子標的薬の一種で、細胞の自然死を阻害しているタンパク（BCL-2）の働きを止める低分子化合物

寛解

寛解後療法（地固め療法）

治療効果を確実なものにする

- 強い治療で寛解を得られた場合にはシタラビン大量療法など1〜4コース
- 弱めの治療の場合は寛解導入療法と同じ治療を継続
- 予後がよいとはいえない場合、可能なら移植を検討

非寛解

救援療法　再び寛解を目指す

- 同じ薬か、少し薬を変えてくり返す
- 遺伝子検査で特定の遺伝子異常がみられれば分子標的薬（FLT3阻害薬→P61）を使用することも
- 可能なら移植を検討

同種造血幹細胞移植

（→P68）

経過観察

FLT3阻害薬の服用を続けることもある

（日本血液学会編『造血器腫瘍診療ガイドライン2023年版』をもとに作成）

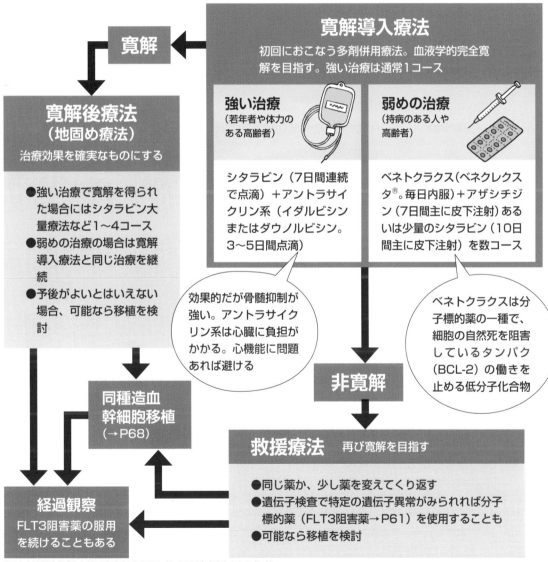

遺伝子検査の結果、対応が変わることも

急性骨髄性白血病（AML）は、いくつかの病型（タイプ）に分けられます。特定の遺伝子異常の有無で、使用する薬や治療の進め方が変わることもあります。

急性骨髄性白血病のタイプ

急性骨髄性白血病は、遺伝子や染色体の異常の有無や種類、発症原因などにより、さまざまなタイプに分類されます。

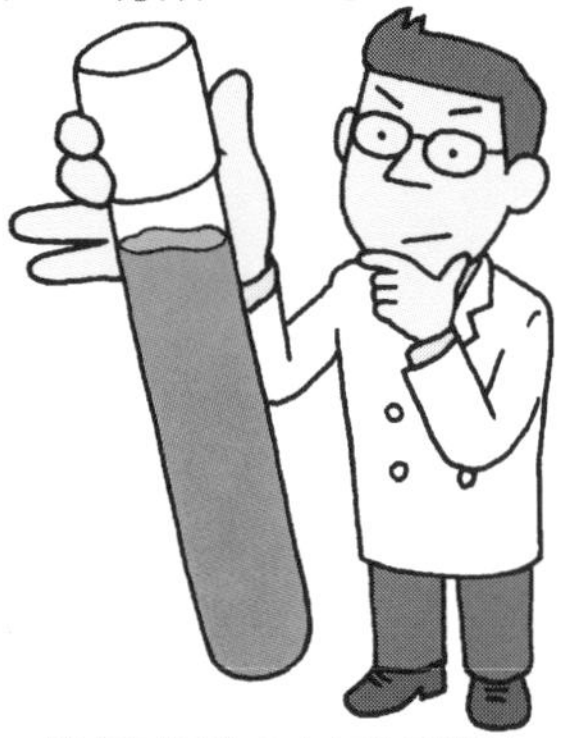

遺伝子異常の有無や種類は、予後の良し悪しに関連する

特定の遺伝子に異常があるもの

AMLの2〜3割は、FLT3遺伝子という細胞の分化・増殖にかかわる遺伝子に異常がみられます。このうちFLT3-ITDという変異があると再発率が高くなります。

また、PML::RARAという異常な遺伝子がある場合は、「急性前骨髄球性白血病（APL）」といわれ、他の急性骨髄性白血病とは異なる治療をおこなっていきます。

その他

他のがんの治療のためにおこなった放射線照射、薬剤の影響によって二次的に生じたと考えられるもの、どの分類にもあてはまらないものなどがあります。

骨髄異形成関連の変化をともなうもの

骨髄異形成症候群から白血病に移行した場合や、骨髄異形成症候群と共通する点がある場合、薬物療法が効きにくいという特徴があります。

高齢者に多い骨髄異形成症候群

造血幹細胞での遺伝子異常が原因で骨髄の機能が低下し、血液細胞が分化・成熟していく途中で壊れ、血球のどれか、あるいはすべてが減る病気です。患者さんの大半は中高年です。

最も効果的な治療は造血幹細胞移植ですが、年齢的に受けられないこともあります。場合によっては抗がん剤による化学療法、対症療法として輸血などがおこなわれます。必ず白血病に移行するわけではないため、程度が軽ければ無治療のまま経過をみていくことも少なくありません。

治療方針が変わることも

特定の遺伝子異常の有無により、治療方針が大きく変わることもあります。

よく効く薬がある急性前骨髄球性白血病

骨髄芽球から少しだけ分化が進み、好中球になりかけた細胞（前骨髄球）ががん化して急増するタイプ。血管内のあちこちに小さな血栓ができ、それを溶かそうとする反応（DICという）により、いろいろな臓器や組織で出血が生じやすくなります。

前骨髄球の分化・成熟を妨げているのは、PML::RARA遺伝子がつくり出す異常なタンパク質です。このタンパク質に結びついて分化を妨げないようにするのがATRA（オールトランス型レチノイン酸）、ビタミンA剤の一種です。ATRAとともに抗がん剤を使用することで、90〜95%は寛解に至ります。

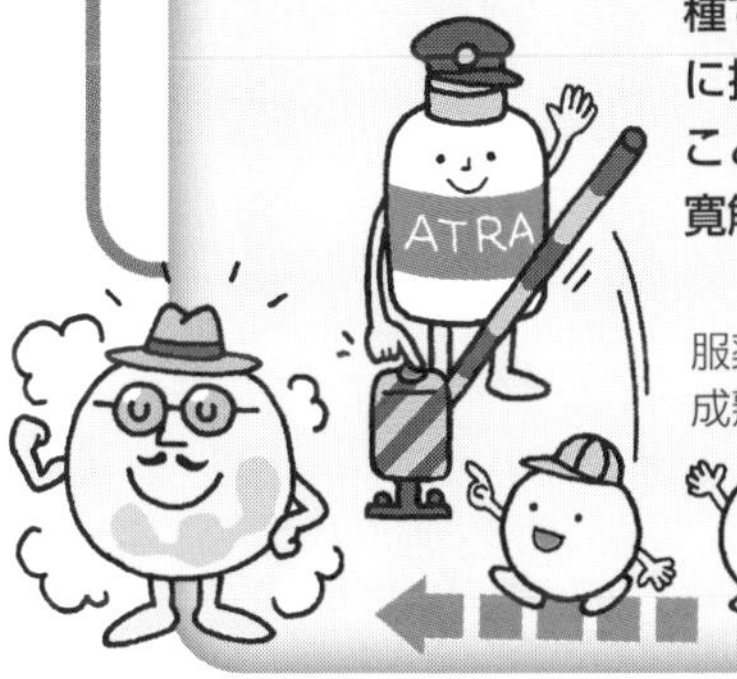

服薬により前骨髄球が成熟した好中球に分化していく

分子標的薬の使用が選択肢のひとつに

FLT3遺伝子に異常がある場合、従来の抗がん剤が効きにくいと考えられますが、FLT3-ITD陽性なら、FLT3阻害薬のキザルチニブ（ヴァンフリタ®）、ギルテリチニブ（ゾスパタ®）が使用可能です。

移植が必要かどうかの判断にも関係する

遺伝子異常のなかには予後のよさを示すものもあります。予後良好と考えられる場合、同種造血幹細胞移植をおこなう必要はありません。

薬物療法のみでは予後があまりよくないと予想される場合には、移植が検討されます（→P68）。

さまざまなタイプに分けられている

急性骨髄性白血病では、骨髄系の分化・成熟しきっていない細胞が急激に増えていきます。

どの段階で分化が止まってがん化したか、つまり白血病細胞に変化したかはいろいろです。たとえば赤血球になりかけの細胞が増えていれば急性赤白血病、血小板になる前の巨核芽球が増えていれば急性巨核芽球性白血病といったように、がん化した細胞の種類からタイプ分けされることもあります。

ただし、治療のしかたや予後の予測に関係するのは、がん化した細胞の種類というより、特定の遺伝子異常や染色体の異常があるかどうかです。

急性リンパ性白血病の治療

特定の遺伝子異常の有無で使う薬が変わる

急性リンパ性白血病（ＡＬＬ）は、リンパ球に育つ前の未熟な細胞（芽球）が急増するもの。正式には急性リンパ芽球性白血病といいます。患者さんの年代は幅広く、子どもの白血病の七割ほどを占めています。

治療方針を決めるポイント

どのように治療していくか決めるうえで重要なのが、染色体や遺伝子の検査です。白血病細胞の広がりや、患者さん自身の体力も考慮しながら、具体的な治療の進め方を考えていきます。

ヒトの細胞の核にある23対の染色体のうち、9番と22番の染色体が途中で切れ、それぞれの切断面がくっつくことでBCR::ABL1遺伝子が現れる

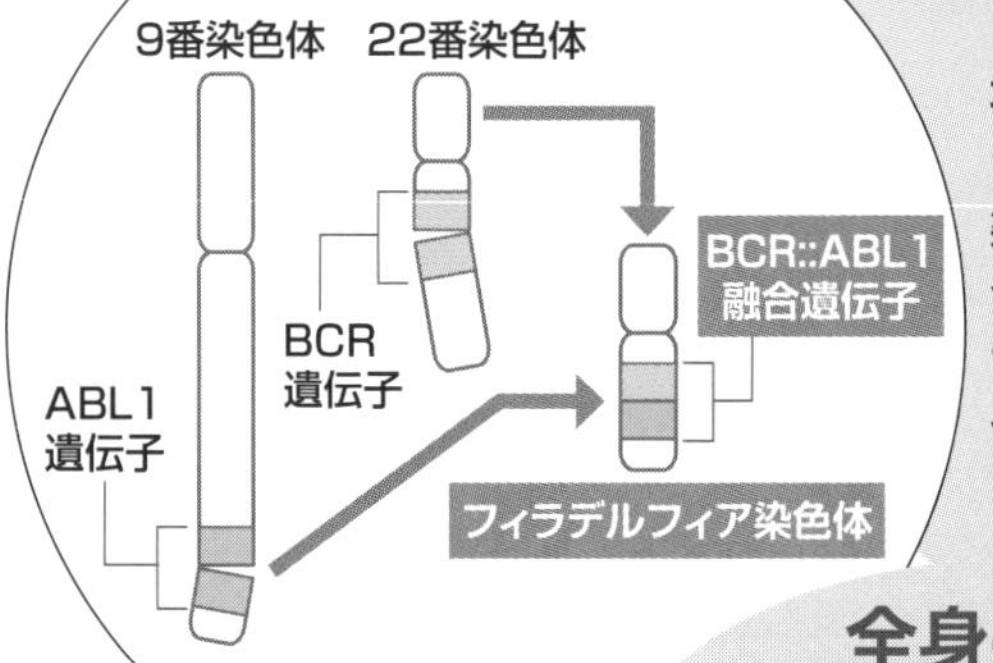

BCR::ABL1の有無
（フィラデルフィア染色体の有無）

BCR::ABL1は白血病細胞を増殖させるタンパク質。フィラデルフィア染色体という異常な染色体に現れるBCR::ABL1融合遺伝子によってつくられます。BCR::ABL1がみられる場合、治療薬の選択が変わります。

全身の状態

年齢や持病の有無、脳や脊髄に白血病細胞が広がっているかどうかも重要です。

四人に一人は特定の異常な遺伝子がある

急性リンパ性白血病は血液のがんのなかでは子どもの割合が多い病気です。子どもは成人にくらべ強力な薬物療法にも耐えられる若さがあり、八割以上が治ります。成人の場合も、体力が許す限り強力な治療をおこなっていきます。

フィラデルフィア染色体は慢性骨髄性白血病ではほぼ必ず、急性リンパ性白血病でも成人の患者さんの四人に一人にみられる異常な染色体で、そこに含まれる遺伝子は白血病細胞の増殖をまねく原因になっています。昔はこの染色体があるタイプは治りにくかったのですが、今は分子標的薬も使え、寛解を保てる例も増えています。

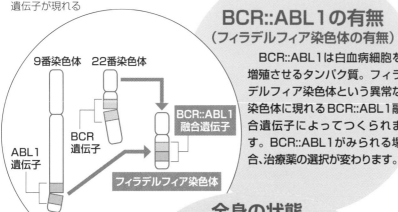

急性リンパ性白血病の治療の流れ

複数の薬を使いながら寛解導入をはかり、その後も薬物療法をくり返しながら白血病細胞ゼロの完全寛解を目指します。

中枢神経への広がりを防ぐ、治す

白血病細胞が脳や髄膜に広がる可能性が高いため、抗がん剤（メトトレキサート、シタラビンなど）を髄液の中に注入して予防する治療もおこなわれる

寛解導入療法

BCR::ABL1がみられる場合は、分子標的薬のTKI（チロシンキナーゼ阻害薬→P64）を使用します。その他の薬の組み合わせは、本人の年齢や持病などにより異なります。

BCR::ABL1なし	BCR::ABL1あり	
	65歳未満	65歳以上
複数の抗がん剤やステロイド薬を併用する多剤併用療法。年齢が低いほど、強力な治療が可能で治療成績もよい	TKI＋複数の抗がん剤とステロイド薬	TKI＋ステロイド薬など

→ 寛解 → 地固め療法

→ 非寛解 → 救援療法

地固め療法

- 寛解導入療法と同様の多剤併用療法を数ヵ月間続ける
- 年齢、体力、臓器の状態により抗がん剤の量や種類は調整する

→ 維持療法

→ 薬物療法のみでは治りにくいと考えられる場合、可能なら → 同種造血幹細胞移植

維持療法

- 移植が難しければ、ステロイド薬や少量の抗がん剤の内服を続ける
- BCR::ABL1陽性なら、TKIとステロイド薬などを併用
- 維持療法を1～2年間続け、寛解が続いていれば治療終了。定期検診のみに

救援療法

- 抗がん剤の種類の変更、分子標的薬の使用などにより寛解を目指す（→P70）

→ 可能なら → 同種造血幹細胞移植

同種造血幹細胞移植

（→P68）

（日本血液学会編『造血器腫瘍診療ガイドライン2023年版』をもとに作成）

服薬を続けて異常な細胞を減らし、維持する

慢性骨髄性白血病（ＣＭＬ）とわかったら、ＴＫＩ（チロシンキナーゼ阻害薬）の服用を始めます。服用を続けることで血液細胞の異常な増殖は止まり、寛解を維持できる可能性が高まります。

異常なタンパク質を減らし異常な増殖を阻止する

慢性骨髄性白血病の多くは、慢性期のうちに発見されます。診断がついたら、血液細胞の増え過ぎをもたらす異常なタンパク質の働きを抑えるために、分子標的薬のＴＫＩ（チロシンキナーゼ阻害薬）を使っていきます。

服用を続けることで異常な増殖は止まり、異常な遺伝子をもつ細胞は限りなくゼロに近づき、急性転化する危険性も減ります。

ＴＫＩの服用を始めたばかりの時期は、吐き気、下痢、むくみ、発疹などの副作用が現れることもありますが、通常、入院の必要はなく、診断前と同じように暮らしながら治療を続けられます。

分子標的薬のTKIが効くしくみ

慢性骨髄性白血病では、BCR::ABL1融合遺伝子（→P62）をもつ血液細胞が増えています。細胞増殖を促す異常なタンパク質、BCR::ABL1の働きを止める薬がTKI（チロシンキナーゼ阻害薬）です。

服用を続けるうちに遺伝子異常がみられる細胞は減り、BCR::ABL1も減っていきます。

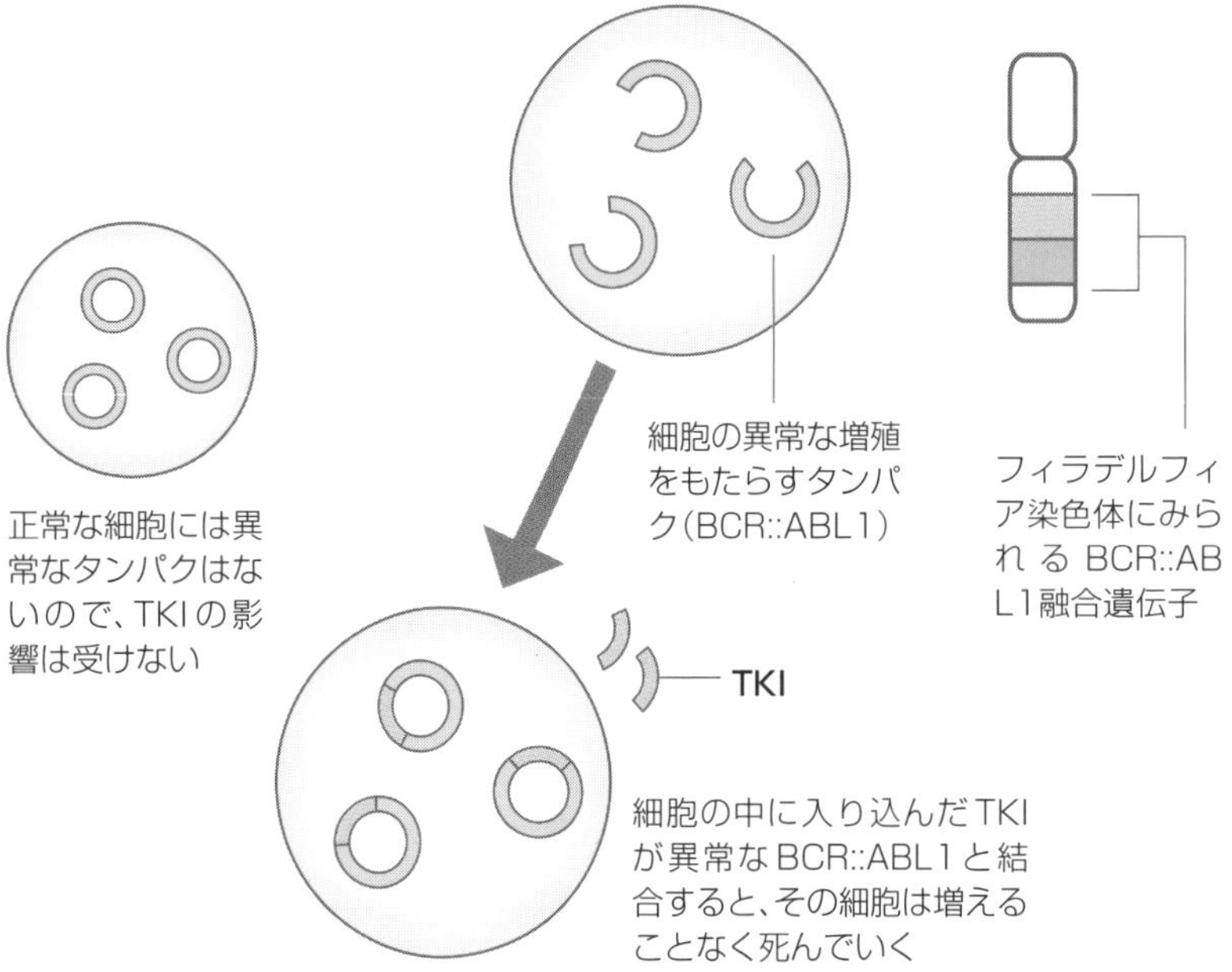
正常な細胞には異常なタンパクはないので、TKIの影響は受けない
細胞の異常な増殖をもたらすタンパク（BCR::ABL1）
フィラデルフィア染色体にみられる BCR::ABL1融合遺伝子
TKI
細胞の中に入り込んだTKIが異常なBCR::ABL1と結合すると、その細胞は増えることなく死んでいく

慢性骨髄性白血病の治療の流れ

診断がつきしだいTKIの服用を始め、定期的に血液検査でBCR::ABL1遺伝子の量を確認しながら、治療を続けます。

TKIの服用開始

下記のいずれかを1日1～2回、毎日服用します。

- ●イマチニブ(グリベック®など)
- ●ニロチニブ（タシグナ®）
- ●ダサチニブ(スプリセル®など)
- ●ボスチニブ（ボシュリフ®）

長く飲んでいて大丈夫?

薬の種類によっては胸水がたまる、血糖値が上がりやすいなどといった副作用もあるため、全身の管理は重要ですが、多くの人は年単位の服用を続けられています。

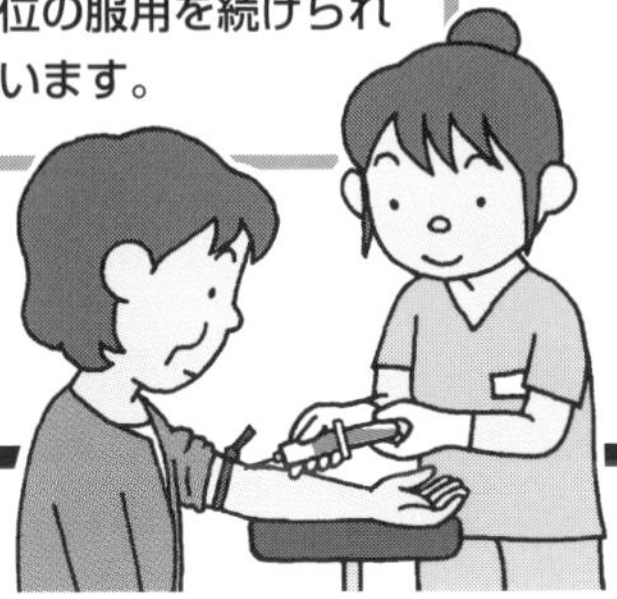

定期的に通院し、血液検査をおこなう

効果判定

BCR::ABL1遺伝子の量(IS値)を調べ、その数値により効果を判定します。

- ●開始後3ヵ月時点で10%以下、6ヵ月時点で1%以下、12ヵ月以降0.1%以下なら至適奏効
- ●6ヵ月時点で10%超、12ヵ月以降1%超なら不成功

至適奏効 → そのまま服用を続ける

要注意 → 検査回数を増やす → そのまま服用を続ける

不成功 → ほかの種類のTKIに変更

ほかの種類のTKIに変更

ポナチニブ(アイクルシグ®)やアシミニブ(セムブリックス®)を使うことも。

そのまま服用を続ける

薬の中止は可能?

長期服用によりBCR::ABL1の量（IS値）が0.1%以下になれば「分子遺伝学的大奏効(MMR)」、0.01%以下になれば「分子遺伝学的に深い奏効(DMR)」とされます。

深い奏効を得られてもTKIの服用は継続するのが原則ですが、一定の条件を満たした場合には中止できる可能性もあります。

進行がみられる場合（移行期･急性期）

これまでとは別のTKIを試しても進行するようなら、同種造血幹細胞移植（→P68）を検討し、移植が難しければTKIと抗がん剤などを使った併用療法をおこないます。

（日本血液学会編『造血器腫瘍診療ガイドライン2023年版』をもとに作成）

すぐに治療するかは症状、病期しだい

成熟したリンパ球ががん化し、無制限に増えていく慢性リンパ性白血病（CLL）。その性質や治療の進め方は、進行が遅いタイプのリンパ腫（→P42）と似ています。

様子をみるだけのことも

血液検査でリンパ球が異常に増えていることがわかっても、それだけで治療開始となるわけではありません。

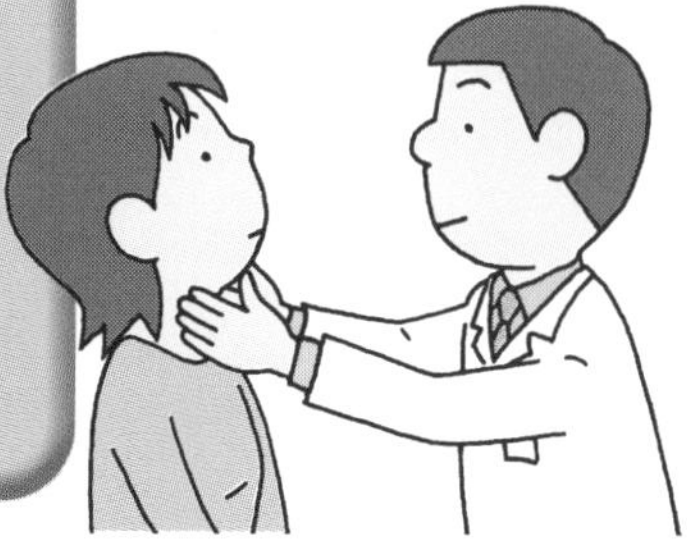

無治療経過観察でよい状態

低リスク〜中間リスク、Binet分類（→P57）ならA、Bで病勢が穏やか、とくに症状もないようなら2〜4ヵ月に1回くらいの頻度で通院し、変化がないか確認していきます。

治療を始めたほうがよい状態

ある程度進行してきたと判断された場合には、治療を始めます。

- 骨髄機能の低下により貧血や血小板の減少がみられ、悪化してきた※
- 脾臓の腫れが大きくなってきた
- リンパ節のかたまり、腫れが大きくなってきている
- 半年以内にリンパ球の数が倍になった
- 白血病が原因と考えられる体重減少（半年以内に10%以上の減少）、生活に支障をきたすような倦怠感、2週間以上続く38度以上の不明熱、ひどい寝汗などの症状がある

※ヘモグロビン（Hb）<10g/dLまたは血小板10万/μL

治療開始となったらBTK阻害薬を服用

慢性リンパ性白血病は、健康診断の機会などに無症状のまま発見されることも多い病気です。進み方はとてもゆっくりであることが多く、診断時の状態によっては様子をみるだけで治療はしないこともあります。

とくに症状がない場合、早い段階で治療を始めても治療開始の時期を遅らせても、生存率は変わらないことがわかっているからです。

ただし、徐々に進行します。なにか症状が出てきたり、異常なリンパ球の増え方がいちじるしくなってきたりしたら治療を始めます。主に分子標的薬のひとつであるＢＴＫ阻害薬が使用されます。

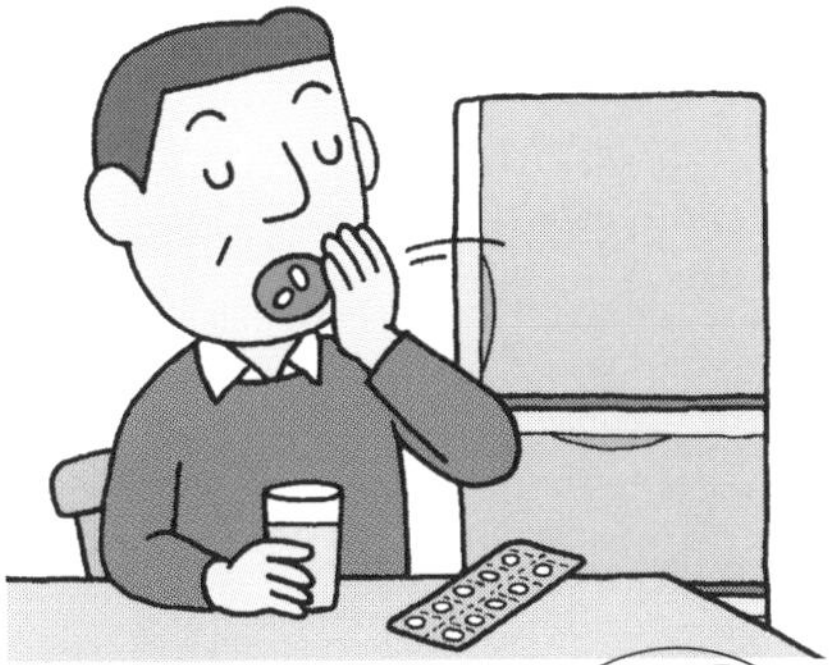

慢性リンパ性白血病の治療の流れ

治療開始となった場合、最初におこなうのは主にBTK阻害薬の服用です。抗がん剤にくらべて体への負担は少なめで、多くの場合、高齢でも使用可能です。

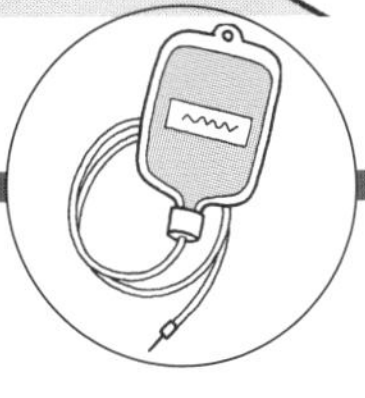

BTK阻害薬は自宅で毎日飲み続ける。オビヌツズマブを併用する場合は投与日に通院し、点滴を受けて帰る

BTK阻害薬を毎日飲む

BTK阻害薬（ブルトン型チロシンキナーゼ阻害薬→P44）は、細胞を増殖させるタンパク質をターゲットにした分子標的薬。BTK阻害薬の服用を続けることでがん化したリンパ球の増殖が止まり、死滅していくことが期待できます。

イブルチニブ（イムブルビカ®）の服用を続けるほか、アカラブルチニブ（カルケンス®）と抗CD20抗体薬のオビヌツズマブ（ガザイバ®）を併用することもあります。

副作用がないわけではない

筋肉・関節痛、下痢のほか、心房細動などの不整脈、血小板機能の抑制による出血などがみられることがある

治療効果をみる

リンパ節の腫れや脾臓の大きさ、全身症状、リンパ球の数、血小板の数や貧血の程度などをみて判断します。効果があれば同じ薬の内服を続けます。

効きにくければ……

効果を得にくい場合や副作用のために続けにくい場合は、分子標的薬のベネトクラクス（→P59）とリツキシマブ（→P44）を併用したり、抗がん剤を使ったり、これまでとは別のBTK阻害薬を使ったりしていきます。

場合によっては同種造血幹細胞移植

（→P68）

進行の速いリンパ腫に変化することも

慢性リンパ性白血病でみられる異常なリンパ球の多くは、B細胞由来のもの。この異常な細胞がリンパ節や骨髄の中で急激に増え、生検により「びまん性大細胞型B細胞リンパ腫」と診断されることがあります。こうした変化がみられる状態をリヒター症候群といい、強力な治療が必要になります（→P38）。

（日本血液学会編『造血器腫瘍診療ガイドライン2023年版』をもとに作成）

移植の検討

完治を目指して「同種移植」をおこなうことも

薬物療法で十分な効果を得られない再発・難治の場合や、寛解に至ったあとも再発のリスクが高いと考えられる場合、造血幹細胞移植（→P26）も選択肢のひとつです。

薬が効かない、再発しやすい場合に

さまざまな薬が登場し、薬物療法のみで寛解を維持できる例が増えてきた白血病ですが、薬が効きにくいこともあります。そのような場合に検討される治療法が造血幹細胞移植です。

白血病で実施される同種造血幹細胞移植は、ドナー由来のリンパ球が、残存する白血病細胞を攻撃し、排除する効果を期待しておこなわれる治療で、完治する可能性もあります。

ただし、ドナーがすぐに見つかるとは限りません。また、体に対する負担も大きい治療法です。受けられるかどうかは患者さんの年齢や全身の状態によります。

ドナーの造血幹細胞を移植する

薬物療法だけでは治りにくい場合には、造血幹細胞移植が検討されます。白血病では、ドナー（提供者）の健康な造血幹細胞を移植する同種移植がおこなわれます。

原則として65～70歳以下

年齢が高くなるほど合併症のリスクは高まります。そのため、以前は移植治療を受けられるのは55歳以下などと限られていました。しかし、現在は前処置の負担を軽くすることにより、より高齢でも受けられるようになりました（ミニ移植）。

白血球の型（HLA）の一致が必要

白血球をはじめ、細胞の表面に現れているタンパク質の構造にはいくつもの型があります。これをHLAといい、自己と非自己を区別する目印になっています。

同種移植は、HLAが一致しているドナーから提供を受けるのが原則ですが、現在は親子やきょうだい間などでHLAが半分一致していれば、移植できるようになっています。

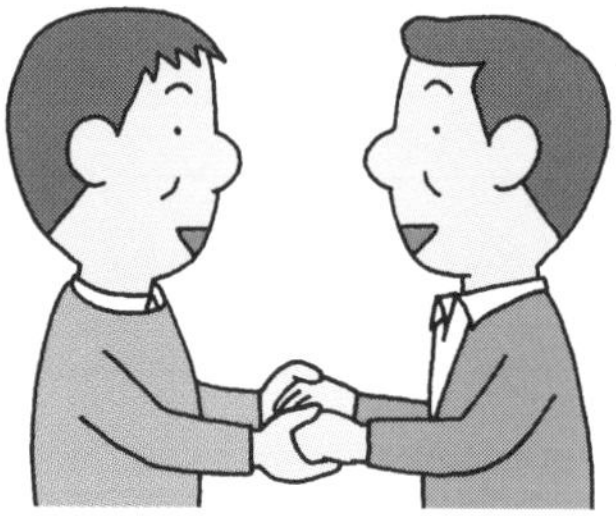

HLAは父母からそれぞれ半分ずつ引き継がれる。完全に一致する確率はきょうだいでは4分の1。骨髄バンクに登録している非血縁者のドナーと一致する可能性はさまざま

同種造血幹細胞移植の流れ

同種移植では、骨髄中の自分の造血幹細胞を、提供者の健康な造血幹細胞と入れ替えます。移植の前から状態が落ち着くまで、数ヵ月間の入院が必要です。

入院
さまざまな検査をおこなう。肺炎など感染症にかかっていないことも確認

前処置
大量の抗がん剤、放射線照射により白血病細胞、本人のリンパ球や造血幹細胞を死滅させる

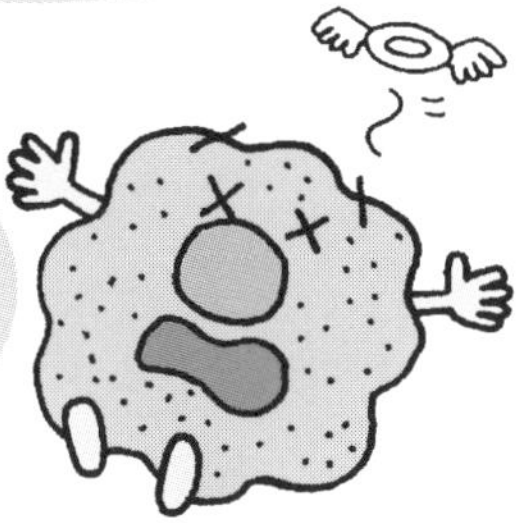

白血病細胞を含め、骨髄内の血液細胞がほとんどなくなる

「ミニ移植」ではここが違う
前処置を弱めにして副作用の負担を減らす方法。ただし、前処置によって白血病細胞が減る効果も弱くなります。また移植後の合併症（GVHD）や感染症を起こすリスクは通常の同種移植と同様にあります。

移植
ドナーから採取した造血幹細胞を輸注する

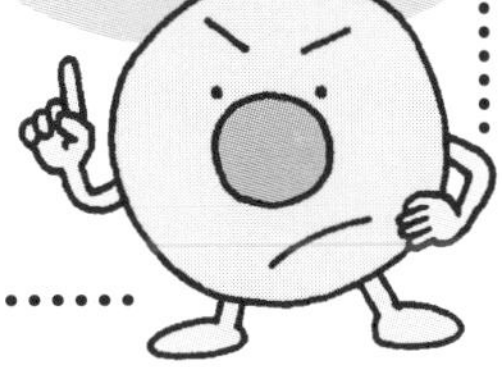

生着
移植後2〜4週間ほどでドナーの造血幹細胞が、骨髄で正常な血液細胞をつくり始める

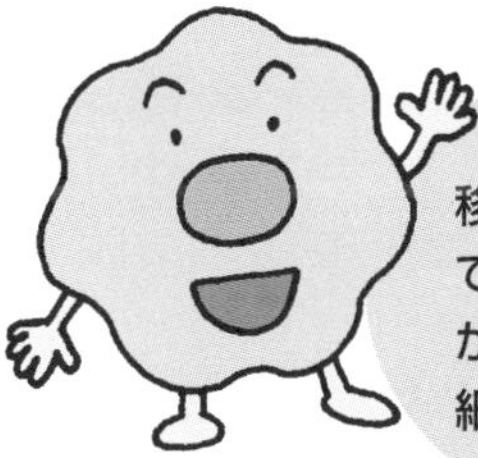

ドナーから採取した造血幹細胞

退院
状態が落ち着いたら退院

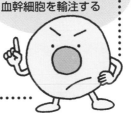

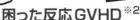

定期的にチェック
合併症（GVHD）はあとから出てくることもある（→P98）

ドナー由来のリンパ球が、体内の細胞を「敵」と認識すると……

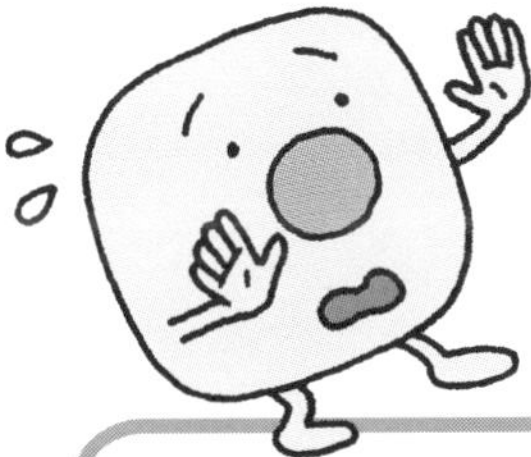

困った反応GVHD※2
（移植片対宿主病）

体の組織を敵とみなして攻撃し始めた結果、皮膚症状や消化器症状、肝機能障害などが起こることも。予防のため免疫を抑える薬を使いますが、GVHDが起きた場合は、ステロイド薬のほか、免疫を抑える薬がさらに必要になります。

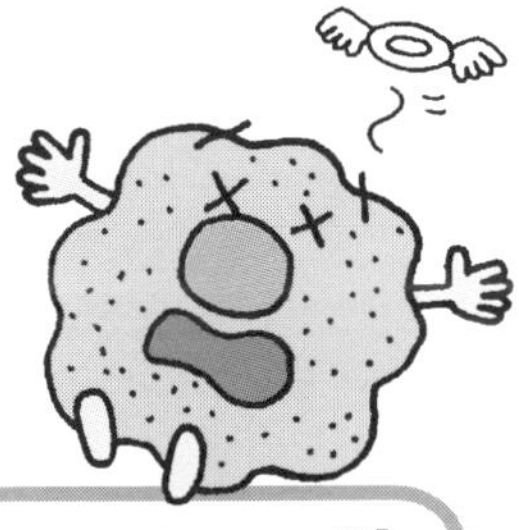

役立つ反応GVL※1
（移植片対白血病/リンパ腫効果）

白血病細胞が残っていたとしても、ドナー由来のリンパ球の働きにより排除される効果が期待できます。

※2 graft versus host disease

※1 graft versus leukemia/lymphoma effect

COLUMN

再発したときに使える分子標的薬もある

可能なかぎり寛解を目指して治療を続ける

急性の白血病は、寛解導入後さらに治療を重ねたうえで薬物療法は終了します。寛解後療法中または一連の治療終了後、白血病細胞が再び増加する状態が再発です。

再発した場合でも、寛解を目指して薬物療法をおこなっていくのが基本です。急性骨髄性白血病（AML）の場合は、抗がん剤を主体とする化学療法で対応し、可能なら同種造血幹細胞移植をおこないます。

急性リンパ性白血病（ALL）の場合も同様に、薬物療法で寛解を目指します。再発時には、条件が合えば新たな分子標的薬も使用できます。また、二五歳以下の患者さんで治療・再発をくり返している場合、CAR-T細胞療法（→P52）が可能なこともあります。同種造血幹細胞移植も選択肢のひとつです。

慢性の白血病では、服薬をずっと続けていく場合が多く、白血病細胞が増え始めたとしたら、薬が効かなくなったのだと考えられます。違う種類の薬に変更するなどして、治療を継続します。

▼再発の急性リンパ性白血病で使用可能な分子標的薬

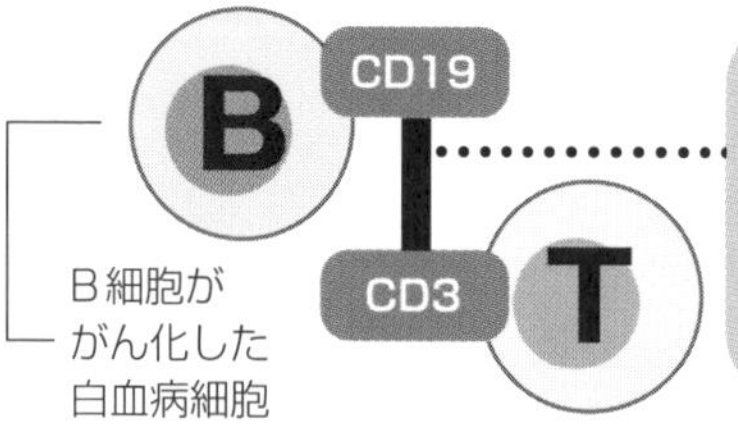

ブリナツモマブ（ビーリンサイト®）

2つの抗原を標的とする二重特異性抗体。白血病細胞を攻撃・排除するT細胞を白血病細胞のもとに誘導する

イノツズマブ オゾガマイシン（ベスポンサ®）

CD22を標的とする抗体薬のイノツズマブと、抗腫瘍性抗生物質のカリキアマイシンの複合体。CD22陽性のALLなら使用可能

第4章

多発性骨髄腫の特徴と治し方

多発性骨髄腫の発症は、ほとんどが50代以降。
骨の痛みを起こしやすく、多くの人はまず整形外科を受診します。
比較的まれながんですが、高齢人口が増えるにつれ、
患者数は増えています。

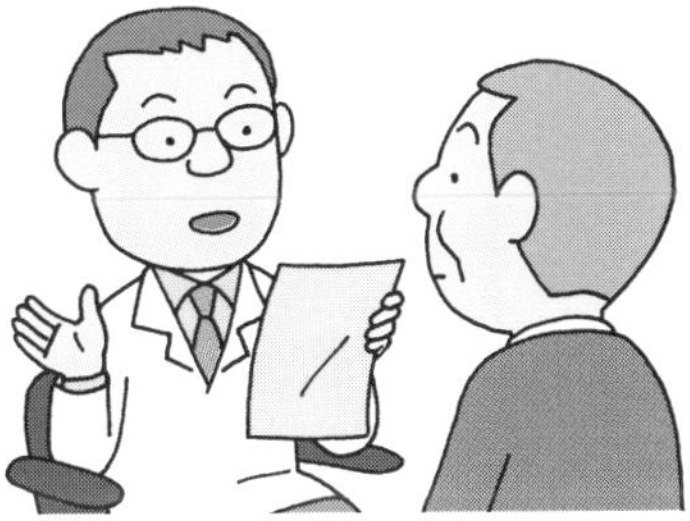

多発性骨髄腫とは

骨髄に病変が現れ、さまざまな症状のもとに

多発性骨髄腫では、骨髄の中でがん化した形質細胞（骨髄腫細胞）が増えてたまっていきます。「血液のがん」のひとつですが、血液の中に骨髄腫細胞が出てくることは比較的まれです。

がん化した形質細胞が骨髄にたまる

骨髄の中で増える異常な細胞の正体はがん化した形質細胞。形質細胞はＢ細胞が変化してできる免疫細胞のひとつです。

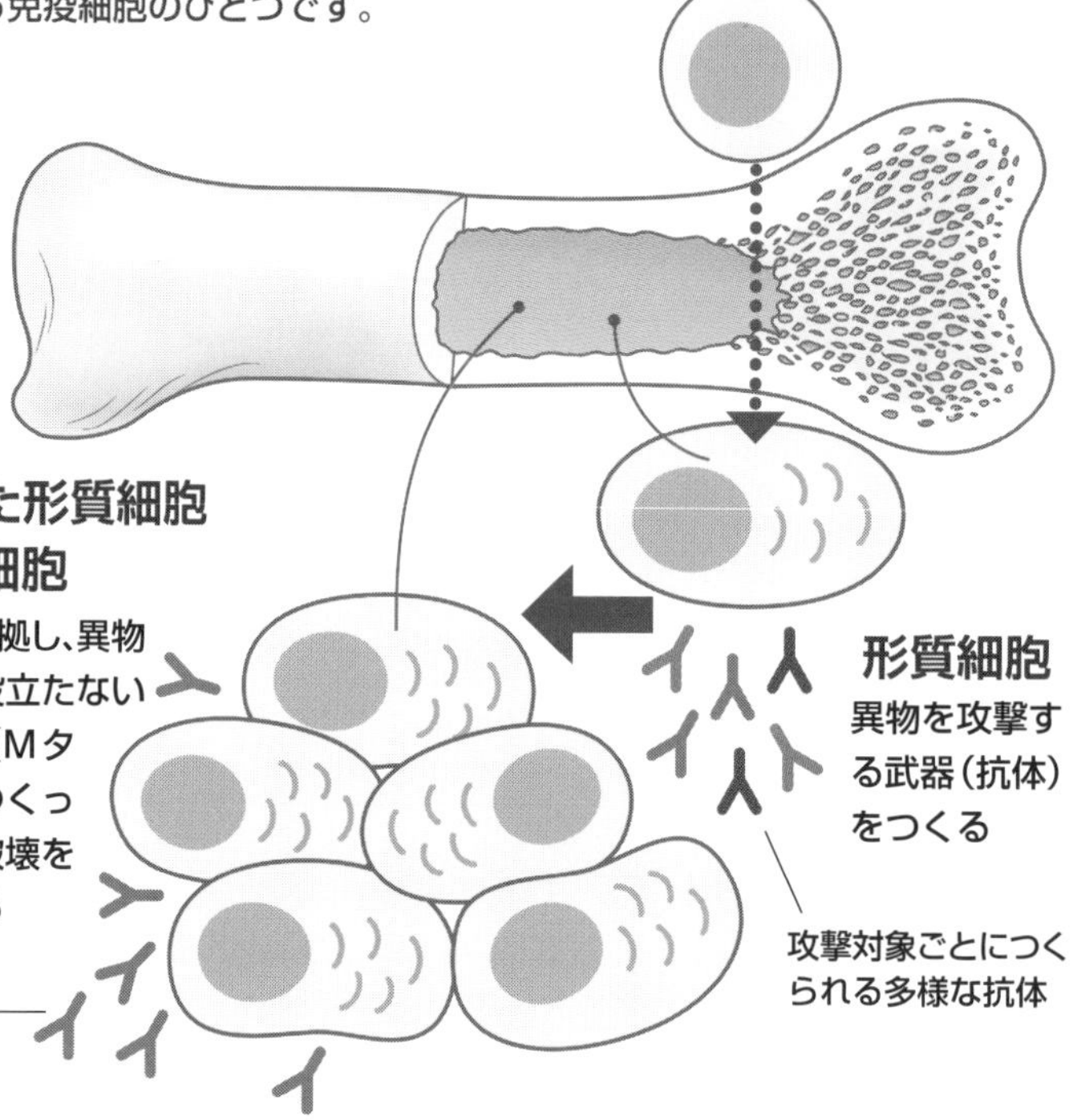

Ｂ細胞
ウイルスや細胞などの異物を見つけると形質細胞に変化する
形質細胞
異物を攻撃する武器（抗体）をつくる
攻撃対象ごとにつくられる多様な抗体
がん化した形質細胞＝骨髄腫細胞
骨髄の中を占拠し、異物の攻撃には役立たない大量の武器（Ｍタンパク）をつくったり、骨の破壊を進めたりする
単一の抗体（Ｍタンパク）

進み方はいろいろ、現れる症状は共通

血液細胞のひとつであり、抗体をつくる役割を担っている形質細胞ががん化して、骨髄の中で増えていく病気が、多発性骨髄腫です。骨髄腫細胞は、全身のどこの骨でも増える可能性があります。それが「多発性」といわれるゆえんです。

進み方はゆっくりであることが多いのですが、進行が速い例もあり、一概にはいえません。

骨髄腫細胞が増えると骨がもろくなりやすく、痛みや骨折などを生じさせます。また、赤血球の減少による貧血や、腎臓の機能低下などが起こりやすくなるなど、多様な症状を引き起こします。

骨がもろくなる理由

なにも変化がないように思える骨ですが、じつは骨をつくり出す骨芽細胞と、壊す破骨細胞によって日々つくり変えられています。骨髄腫細胞が発する成分には破骨細胞を活性化させ、骨芽細胞の働きを抑える作用があるため、骨髄腫細胞が増えるほど骨の破壊が進み、もろくなっていくのです。

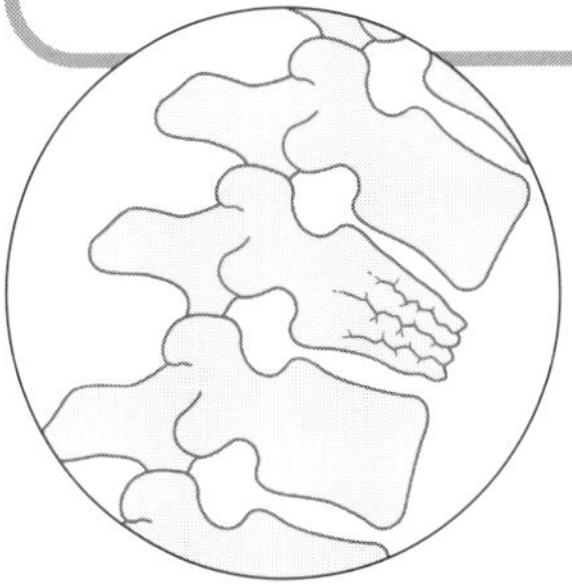

最も多い自覚症状は、骨の痛み。背骨がつぶれるように折れる圧迫骨折を起こすことも少なくない

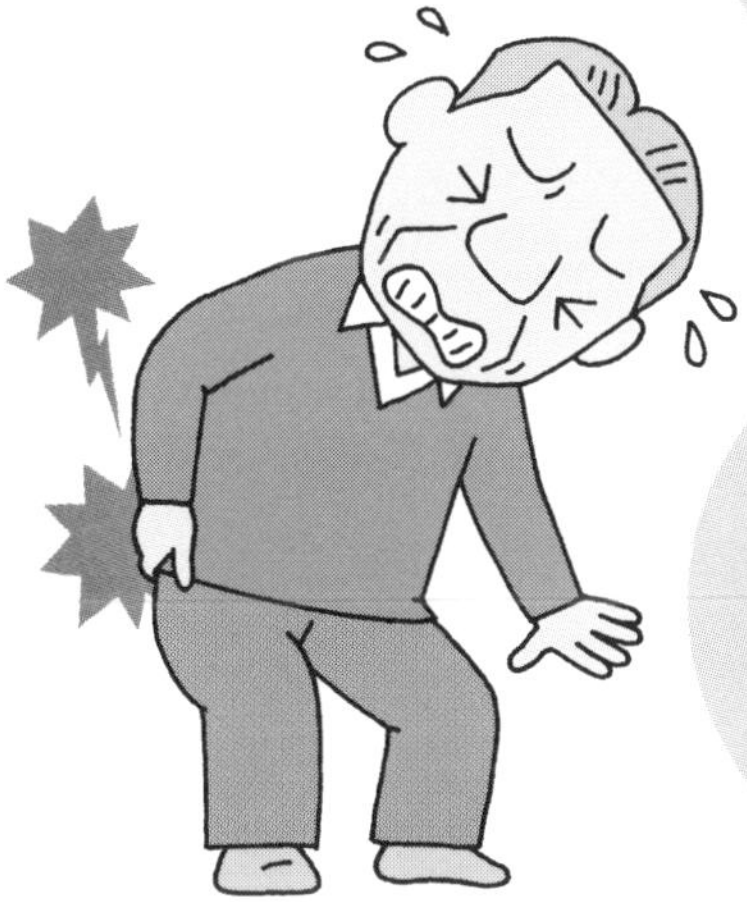

起こりやすい症状

多発性骨髄腫でとくに起こりやすい症状は、まとめて「CRAB（クラブ）」症状といわれます。

hyperCalcemia
高カルシウム血症

骨の破壊が進むと骨の主成分であるカルシウムが血中に溶け出します。食欲の低下や脱水症、腎不全や意識障害につながることもあります。

Renal insufficiency
腎障害

Mタンパクが腎臓に沈着すると腎臓の濾《ろ》過《か》機能が低下します。自覚症状は出にくいのですが、機能低下が進むとむくみやすくなります。

Bone lesion
骨病変《こつびょうへん》

しつこい腰痛や、けがをしていないのに骨折する（病的骨折）などといった症状が出やすくなります。

Anemia
貧血

骨髄に占める形質細胞の割合は通常1%以下とされます。骨髄腫細胞が増え、骨髄内を占拠するようになると正常な血液細胞が育つ余裕がなくなり、あらゆる血球の減少につながります。赤血球が減れば貧血になり、動悸、息切れ、倦怠感のもとに。

血液中に大量のMタンパクが流れ出すと、血液がドロドロになり、めまい、頭痛、目の見えにくさなどの症状を引き起こすこともある（過粘稠度《かねんちょうど》症候群→P81）

診断のしかた

診断を確定するには骨髄検査が必要

腕などから採取する末梢血を顕微鏡で調べても、骨髄腫細胞は見つからないことが多いもの。多発性骨髄腫かどうかは、複数の検査をおこなったうえで判断されます。

検査の流れ

多発性骨髄腫の場合、血液や尿になんらかの異常がみられることが多いのですが、それだけで診断は下せません。疑わしければ骨髄検査がおこなわれます。

骨のX線検査

腰痛をはじめ、痛みの症状の原因を確かめるための検査。骨折など骨病変の有無を調べる

血液検査

骨髄腫細胞が増えているときに現れやすい変化を確認する

〈造血機能〉各種血球の量の減少、ヘモグロビン値（貧血）の低下
〈免疫の異常〉Mタンパクの量の増加、血清遊離軽鎖比（→P76）の異常
〈腎機能〉β_2ミクログロブリン、クレアチニン、BUN（血清尿素窒素）の値の上昇、アルブミンの低下
〈骨病変〉血清カルシウム値の上昇
〈病勢〉LDH（乳酸脱水素酵素）値の上昇

尿検査

骨髄腫細胞がつくり出すMタンパクの有無や量、腎機能を確認

骨髄検査

骨髄中に形質細胞がどれくらい含まれているか、異常な形質細胞（骨髄腫細胞）の確認。染色体・遺伝子検査もおこなわれる

骨髄検査についてはP19参照

多発性骨髄腫と診断されたら……

骨の状態と全身への広がりぐあいをCT、MRI、PET検査などで確認

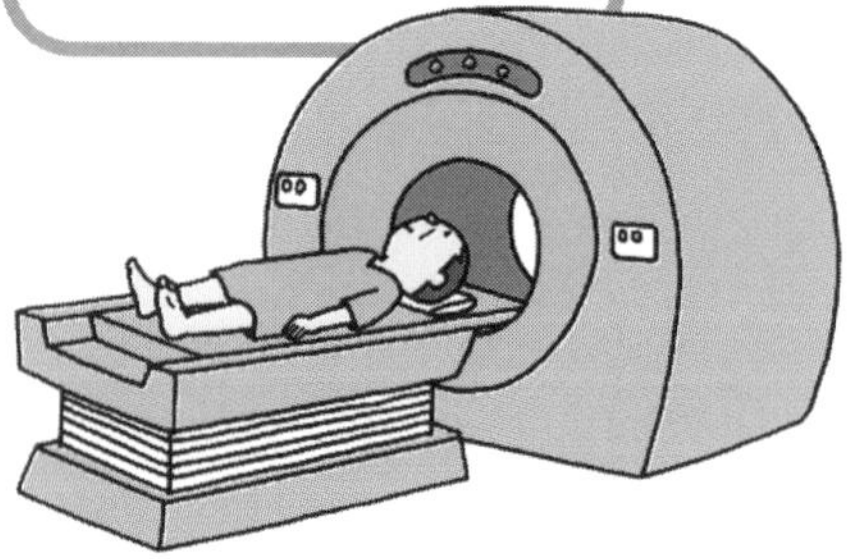

多発性骨髄腫の病期は三つに分けられる

痛みなどの症状がきっかけで多発性骨髄腫と診断されることもあれば、健康診断で貧血、尿タンパクなどの異常があり、詳しく調べるうちに病気とわかることもあります。

多発性骨髄腫といわれる状態には幅があります。症状が現れる前には無症状の時期があります。無症状の段階で見つかり、「単クローン性ガンマグロブリン血症」、あるいは「無症候性骨髄腫（くすぶり型）」と診断された場合には、経過をみていく必要があります（↓P76）。

多発性骨髄腫では進行により、血清アルブミンの低下や、β_2ミクログロブリンの上昇がみられます。その程度により、多発性骨髄腫は三段階の病期に分けてとらえられます。病期は予後を予測する材料のひとつとなります。

▼国際病期分類（ISS）

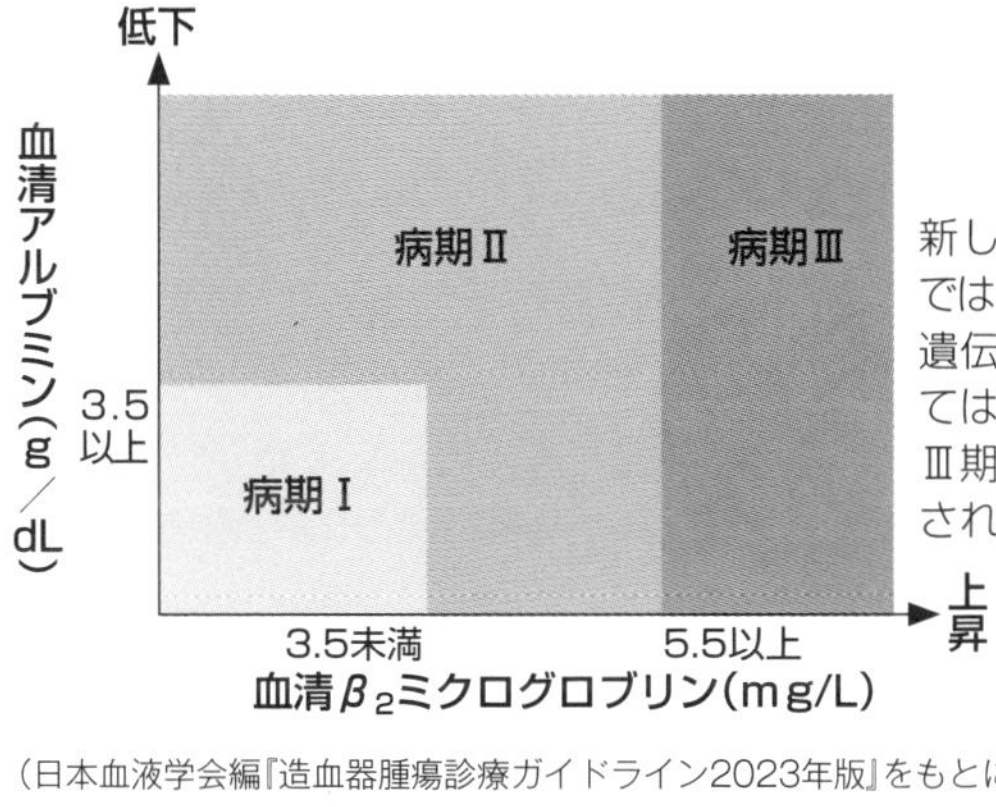

低下
血清アルブミン（g／dL）
3.5以上
病期Ⅰ
病期Ⅱ
病期Ⅲ
上昇
3.5未満
5.5以上
血清β_2ミクログロブリン（mg/L）

新しい病気分類（R-ISS）では、LDHの値と染色体・遺伝子異常の結果によっては、Ⅰ期ではなくⅡ期、Ⅲ期ではなくⅡ期と判断される

（日本血液学会編『造血器腫瘍診療ガイドライン2023年版』をもとに作成）

症状がないこともある

多発性骨髄腫の多くは症候性骨髄腫として発見されます。症状がない場合、「多発性骨髄腫の前段階」などといわれることもあります。

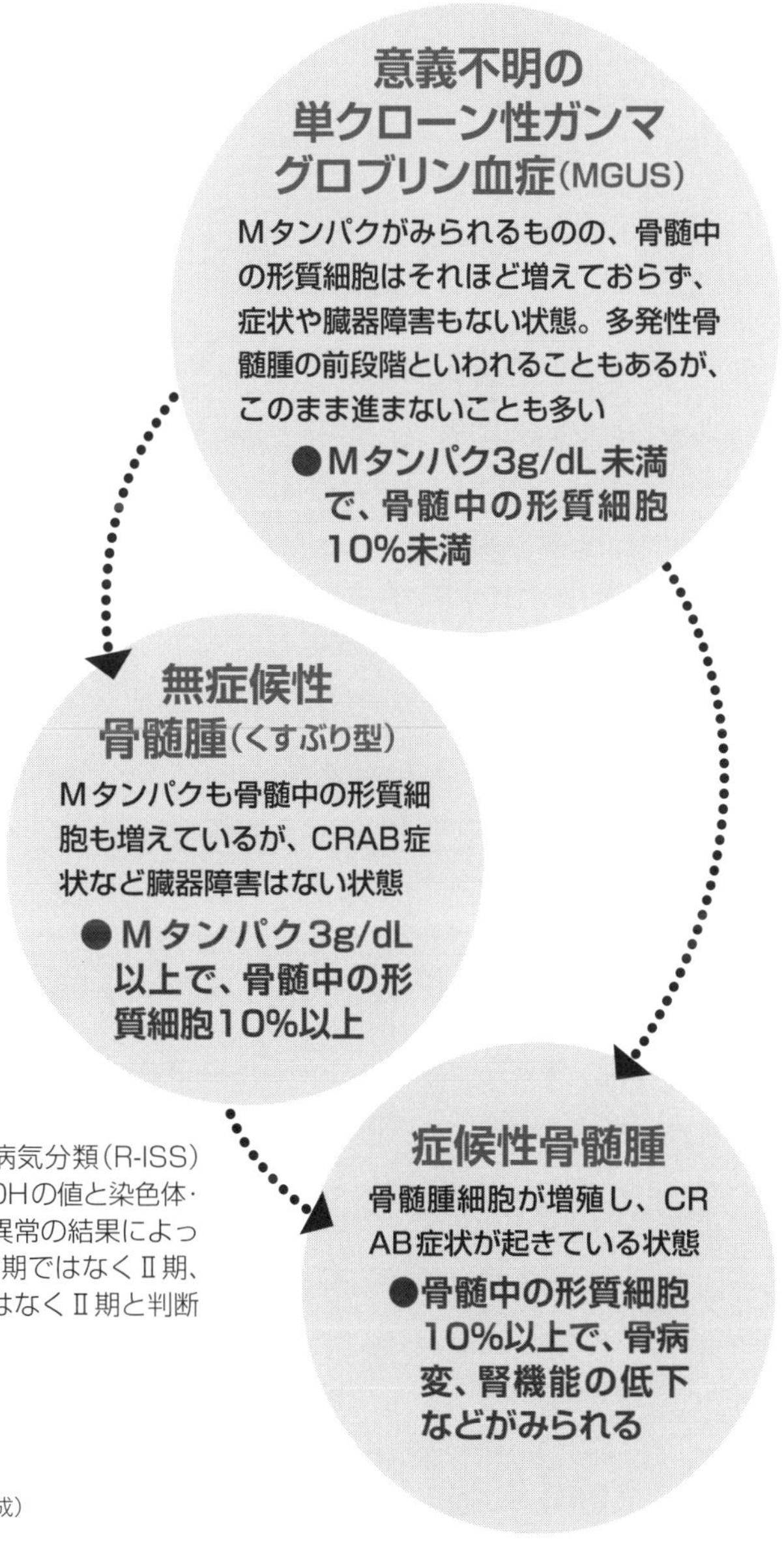

意義不明の単クローン性ガンマグロブリン血症（MGUS）
Mタンパクがみられるものの、骨髄中の形質細胞はそれほど増えておらず、症状や臓器障害もない状態。多発性骨髄腫の前段階といわれることもあるが、このまま進まないことも多い
●Mタンパク3g/dL未満で、骨髄中の形質細胞10%未満
無症候性骨髄腫（くすぶり型）
Mタンパクも骨髄中の形質細胞も増えているが、CRAB症状など臓器障害はない状態
●Mタンパク3g/dL以上で、骨髄中の形質細胞10%以上
症候性骨髄腫
骨髄腫細胞が増殖し、CRAB症状が起きている状態
●骨髄中の形質細胞10%以上で、骨病変、腎機能の低下などがみられる

治療方針

症状が出てきたら治療を始める

骨折などの症状がきっかけで診断がついた場合には、その時点で治療を始めます。症状がなければ治療はせずに経過をみていくことが多いのですが、例外もあります。

治療開始の目安

治療を始めるのは症状が出てきてからとするのが基本です。ただし、進行するおそれが強ければ、症状がなくても治療を始めます。

CRAB症状がある
(→P73)

高リスクなら無症状でも始める

1つでも当てはまれば2年以内に高い確率で症状が出てくるため、治療を始めます。

- □骨髄中の形質細胞比が60%以上
- □血清遊離軽鎖比が100以上
- □MRIで2ヵ所以上の骨病変がみられる

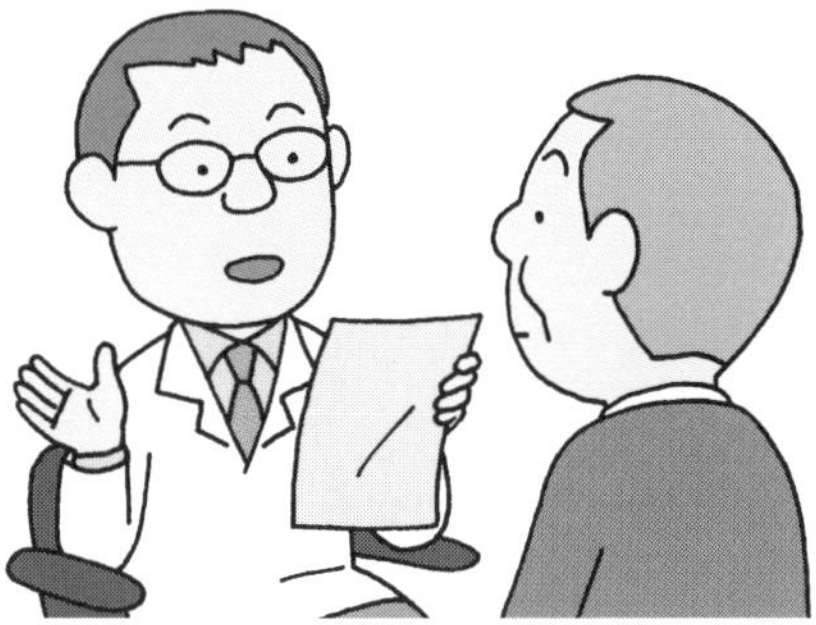

症状がない状態で見つかった場合でも定期的に受診し、進行のきざしがないか検査で確かめていく

▼抗体（免疫グロブリン）の構造

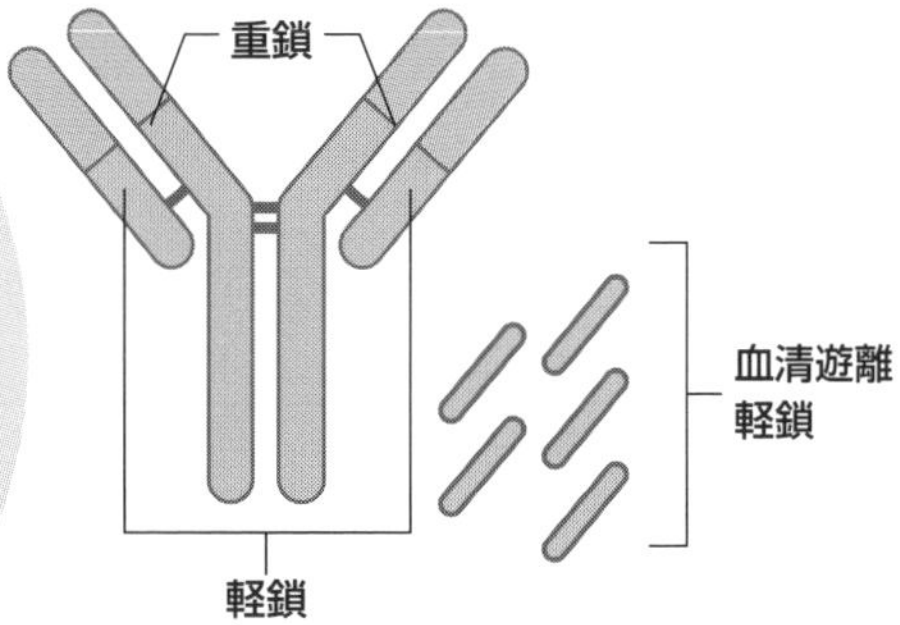

軽鎖にはκ《カッパ》とλ《ラムダ》という2つの種類があり、骨髄腫細胞はどちらか一方のみ大量につくり出す

治療の進め方は患者さんの状況にもよる

単クローン性ガンマグロブリン血症や無症候性骨髄腫の段階から症候性骨髄腫へと進んでいくのにかかる時間は、人によって異なります。Mタンパクの量が増えていても、とくに症状がなければ様子をみるだけということもあります。

治療開始となった場合には、分子標的薬を含めた数種類の薬を使っていきます。自家移植（→P27）を併用した強力な治療をおこなうこともあります。一方で、高齢の患者さんも多く、薬物療法の負担が大きいと考えられる場合もあります。患者さんの状況によっては、症状をやわらげることを中心に治療を進めていきます。

初回の治療が重要

最初におこなう一連の治療で、ごくわずかな骨髄腫細胞も検出されないレベルにまで減らせれば、再発せずに過ごせる時間が長くなります。

骨髄腫細胞をできるだけ減らす

多発性骨髄腫の治療は、がん化した形質細胞（骨髄腫細胞）を限りなくゼロに近づけることが目標になります。

再発しやすい

多発性骨髄腫を完治させるのは難しいのが現状です。骨髄腫細胞は、多少減ったというくらいではすぐまた増えていきます。再発しても治療は可能ですが、治療を重ねるたびに次の再発が起こるまでの時間は短くなる傾向があります。

▼骨髄腫細胞の数と治療効果の模式図

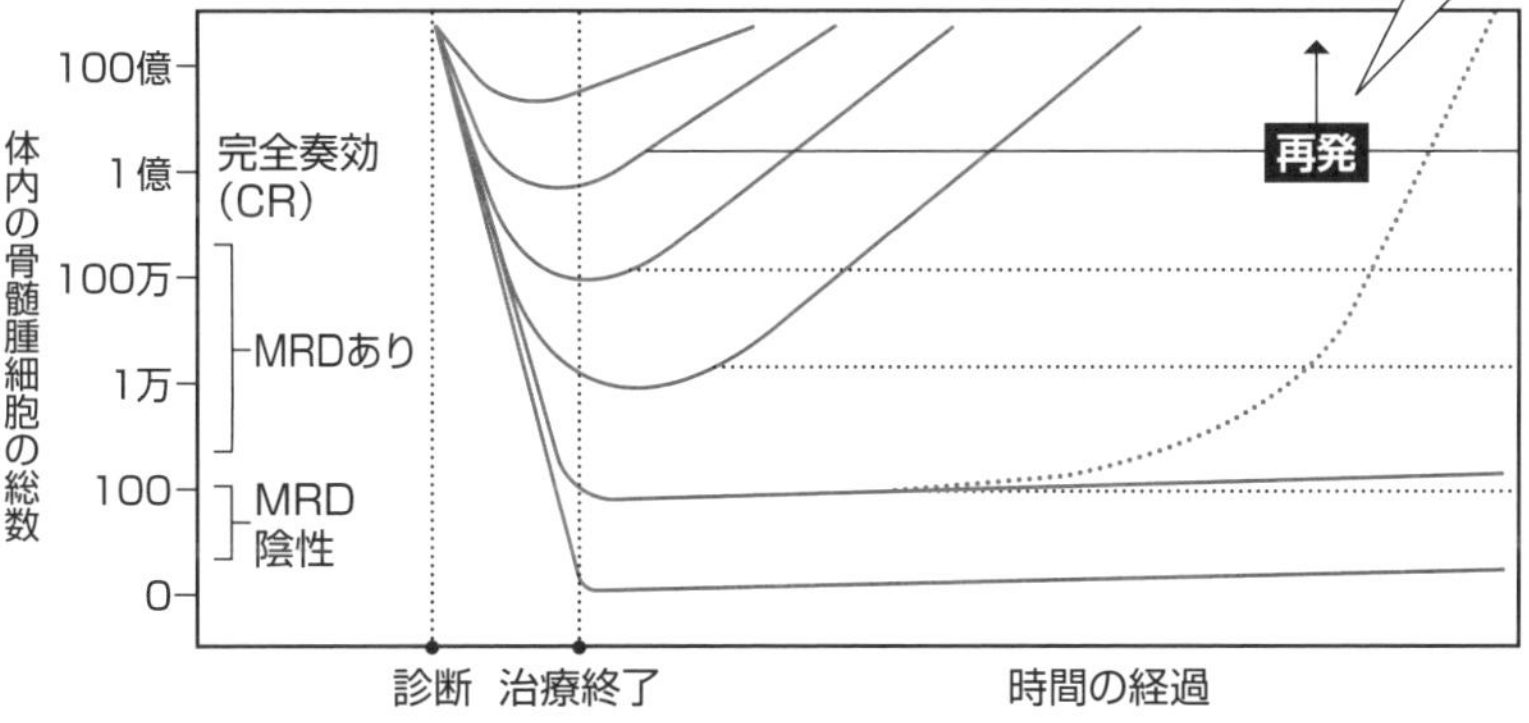

（Br J Haematol, 2016 Oct 176(2):252-264 を参考に作成）

目標は限りなくゼロに近い状態にすること

多発性骨髄腫において完全奏効と判断されるのは、右の3点をすべて満たしている場合です。

ただし、これだけで骨髄腫細胞が十分減ったとはいえません。分子学的なレベルでのわずかな残存病変（MRD）の有無を調べる方法もあります。

完全奏効の基準

- ●血液検査でも尿検査でもＭタンパクが検出されない
- ●骨髄腫細胞のかたまりがどこにもみられない
- ●骨髄中の形質細胞が５％未満

さまざまな薬を併用して骨髄腫細胞を減らす

体内の骨髄腫細胞を減らすために、薬物療法を続けます。条件が合う患者さんなら自家造血幹細胞移植（自家移植→P27）の併用で、より強力な治療が可能になります。

治療に使われる主な薬

多発性骨髄腫に対しては、作用のしかたが異なる複数の薬を組み合わせた治療がおこなわれます。組み合わせ方により1コースの日数や投与日は異なります。

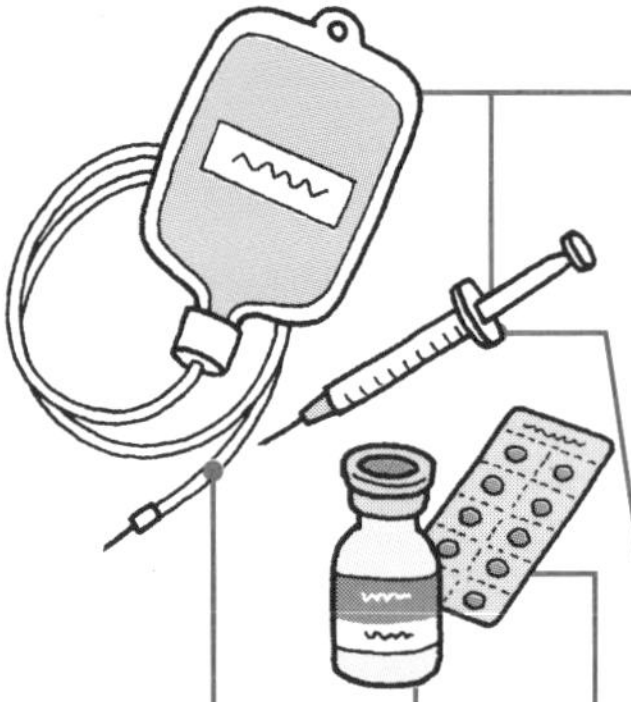

分子標的薬

ダラツムマブ　D
（ダラザレックス®：点滴／ダラキューロ®：皮下注射）

抗CD38抗体薬。ほとんどの骨髄腫細胞の表面に現れているCD38というタンパクに結合するとともに、NK細胞などの免疫細胞を呼び寄せ、骨髄腫細胞を攻撃させる

ボルテゾミブ　B
（ベルケイド®など：皮下注射）

タンパク質分解酵素であるプロテアソームの働きを阻害し、細胞増殖に必要なタンパク質の活性を抑制する。特有の副作用として、しびれ（末梢神経障害）、血小板減少がある

イキサゾミブ　IXA
（ニンラーロ®：内服）

プロテアソーム阻害薬。維持療法に使われることがある

メルファラン
（アルケラン®：内服または点滴）

抗がん剤。移植の前に大量に使ったり、移植しない場合に内服したりする

MまたはMEL

レナリドミド
（レブラミド®など：内服）

骨髄腫細胞の増殖を抑え、免疫機能を調整する。サリドマイドの類似薬で、薬の厳重な管理が必要。特有の副作用は皮疹、白血球減少、血栓症など

LまたはLEN

P/D（d）
プレドニゾロン／デキサメタゾン（内服）

ステロイド薬。リンパ球を破壊する作用がある。食欲促進、吐き気予防の効果も期待できるが、高血糖、不眠、胃潰瘍などの副作用が現れることも

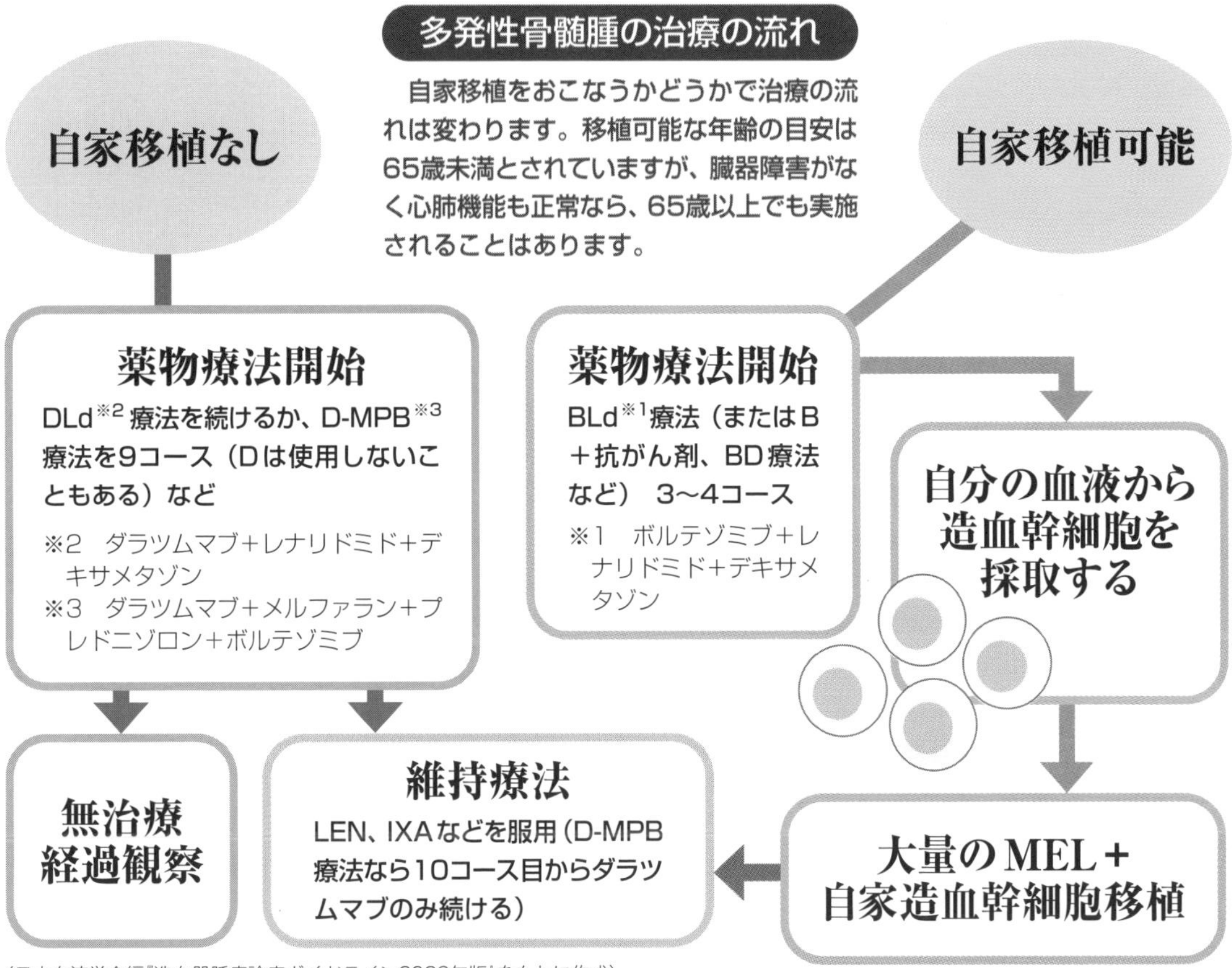
多発性骨髄腫の治療の流れ
自家移植をおこなうかどうかで治療の流れは変わります。移植可能な年齢の目安は65歳未満とされていますが、臓器障害がなく心肺機能も正常なら、65歳以上でも実施されることはあります。
自家移植なし
自家移植可能
薬物療法開始
DLd※2 療法を続けるか、D-MPB※3 療法を9コース（Dは使用しないこともある）など
※2　ダラツムマブ+レナリドミド+デキサメタゾン
※3　ダラツムマブ+メルファラン+プレドニゾロン+ボルテゾミブ
薬物療法開始
BLd※1療法（またはB＋抗がん剤、BD療法など） 3～4コース
※1　ボルテゾミブ+レナリドミド+デキサメタゾン
自分の血液から造血幹細胞を採取する
無治療経過観察
維持療法
LEN、IXAなどを服用（D-MPB療法なら10コース目からダラツムマブのみ続ける）
大量のMEL＋自家造血幹細胞移植
（日本血液学会編『造血器腫瘍診療ガイドライン2023年版』をもとに作成）

自家移植を併用できればより強力な治療が可能

多発性骨髄腫に対する薬物療法は、近年、抗がん剤以外の選択肢が増えたことで大きく変わりました。薬物療法の効果を最大限に得るために検討されるのが、自家造血幹細胞移植です。自家移植をおこなえるのであれば、治療によって骨髄腫細胞のみならず骨髄中の正常な血液細胞が激減しても造血機能を回復させやすくなるため、より強い治療が可能になります。

ただし、薬を大量に使えば副作用もそれだけ強く現れます。自家移植が可能かどうかは、患者さんの全身状態によります。移植はせず薬物療法のみであっても、治療を続けることで病状のコントロールをはかれるようになってきています。

移植の前後は入院が必要になります。薬物療法の一コース目も入院となる場合があります。それ以降は、通院しながら治療を続けられる場合が多いでしょう。

合併症の治療

骨の痛みなど、症状そのものへの対応も必要

多発性骨髄腫による症状は、骨髄腫細胞を減らすことで改善していく場合もありますが、同時に症状そのものに対処していくことが、苦痛を減らす鍵になります。

骨病変への対応策

診断がついた段階で、すでに骨折、痛みの症状が強いという場合も少なくありません。多発性骨髄腫そのものの治療と並行して、骨病変に対する治療もおこなっていきます。

装具で支える

脊椎の圧迫骨折がみられる場合には、骨折の進行防止、痛みの抑制に、コルセットの着用が有効です。

放射線照射で痛みをやわらげる

痛み治療を目的に放射線照射をおこなうことがあります。通常のがん治療にくらべ、線量、回数は少なめです。

薬物療法で破壊を抑える

ビスホスホネート製剤、またはデノスマブ(ランマーク®)を使用し、骨の破壊を防ぎます。まれですが、これらの薬を使っていると、主に抜歯のあと顎《あご》の骨に炎症が生じて壊死し、痛みや腫れ、歯のぐらつきなどが生じることがあります。口内細菌の影響もあると考えられているため、口内のケアが必要です。

痛み止めを使う

非ステロイド性抗炎症薬(NSAIDs《エヌセイズ》)は腎障害を起こしやすいため、医療用麻薬のオピオイド鎮痛薬を使っていくこともあります。

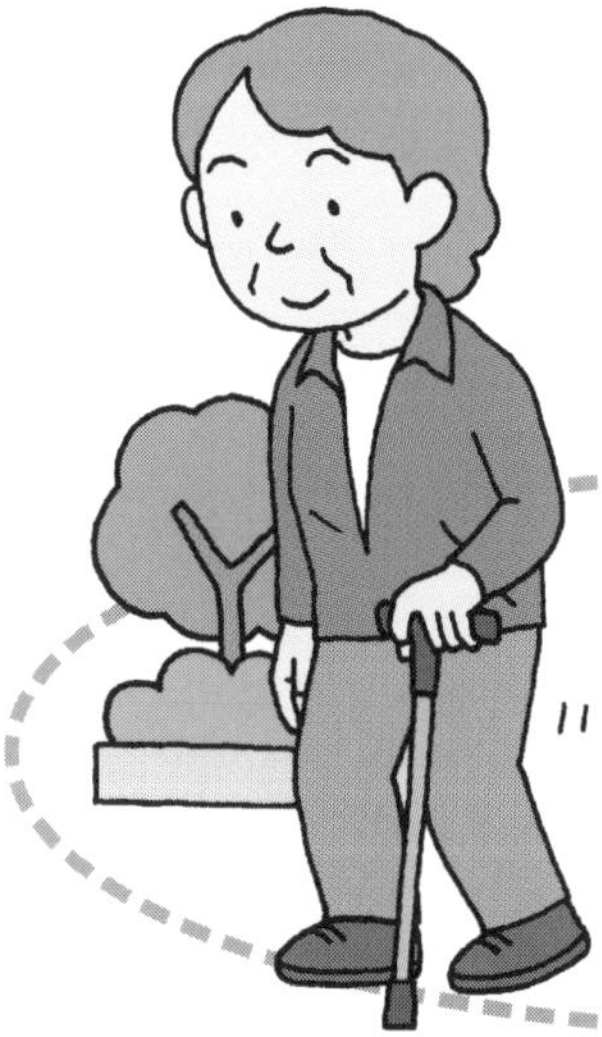

自分でできる心がけ

中腰の姿勢や重いものを持ち上げるなどの動作は避け、腰に負担がかからないようにします。寝てばかりもよくありません。転ばないように注意しながら、適度に体を動かすようにしましょう。

個別の対応で状態を改善

現れている症状によっては、それぞれ個別の対応が必要です。

貧血

程度によっては、赤血球を輸血することも。腎機能の低下が貧血のもとになっている場合は、赤血球を増やす薬（エリスロポエチン製剤）を使うこともあります。

高カルシウム血症

骨の破壊が止まれば改善するため、骨病変の治療を進めます。ビスホスホネート製剤が有効です。食欲の低下、脱水症状がみられるようなら生理的食塩水の点滴、利尿薬の使用でカルシウムの排泄を促します。

神経障害

骨病変による脊髄圧迫が知覚障害や運動麻痺のもとになることも。放射線照射やステロイドの使用など、早急に対応します。場合によっては手術で圧迫をやわらげます。

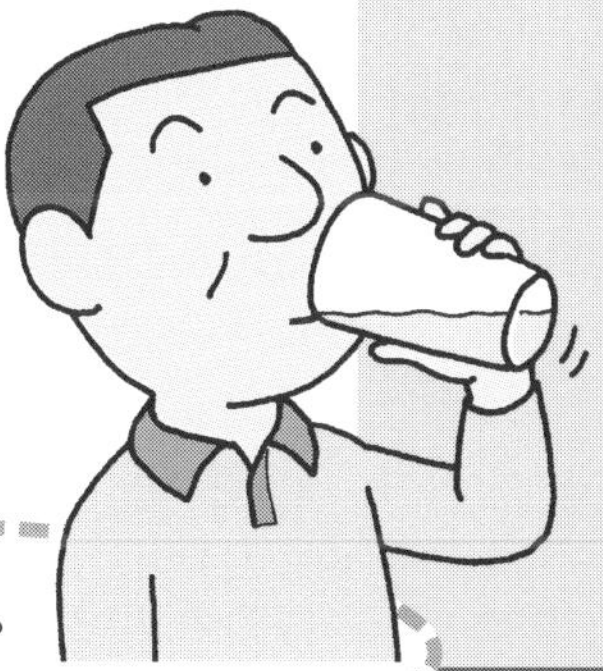

水分不足は症状悪化のもと。水分補給を心がけよう

腎不全

多発性骨髄腫の治療で改善が期待できます。ふだんの生活では、水分を多めにとるほか、NSAIDsはなるべく避けるなどの注意が必要です。

むくみがひどければ利尿剤も使用、腎機能の程度によっては、一時的に人工透析をおこなうこともあります。

過《か》粘稠《ねんちょう》度《ど》症候群

Mタンパクの増加による症状が強ければ、血漿交換療法をおこないます。血漿分離器を使ってMタンパクを含む血漿を取り除きます。

感染症

病気自体の影響と治療の影響で免疫力が低下しがちです。感染症の予防と治療は重要です（→第5章）。

合併症の治療を優先することも

進行とともに全身にさまざまな症状が生じ、ときには命にかかわる合併症として早急な対応が必要になることもあります。骨髄腫そのものが改善すれば、合併症も改善していくことが期待できますが、合併症のために全身の状態が悪化し、骨髄腫そのものの治療が十分におこなえないことも。その場合には、合併症の治療を優先的に進めます。

COLUMN

再発したときの選択肢は？

再発時期、患者さんの状態によって対応は変わる

　初回の治療で骨髄腫細胞がいったんほとんどなくなっても、多くの場合、再発がみられます。再発時も、プロテアソーム阻害薬や免疫調節薬を含む二〜三剤の薬剤を使って治療していくのが基本です（→P78）。初回治療終了後、比較的早い時期に再発した場合には、初回治療とは異なる薬への変更が検討されます。プロテアソーム阻害薬や免疫調整薬のなかで別の薬を使ったり、別の種類の薬に変更したりします。長期間たってから再発した場合には、初回治療と同じ組み合わせで治療を進めることもあります。

　自家造血幹細胞移植後に再発した場合、移植後長期間たっていれば、もう一度、自家移植をおこなうこともあります。提供者から造血幹細胞をもらう同種移植は、多発性骨髄腫の場合、あまりおこなわれません。

　いろいろな薬を使っても再発をくり返すようなら、CAR－T細胞療法も選択肢のひとつです。

薬物療法
再発までの間隔や患者さんの状態によって、使用する薬は変わる

再度の自家移植
年齢、全身状態など、移植の条件がそろっていれば可能

CAR-T細胞療法
何種類かの治療を受けたあとに用いられることがある（→P52）

第5章

治療中、治療後の過ごし方

リンパ腫も白血病も多発性骨髄腫も、
長いつきあいになることが多いもの。
日常生活を送るうえで注意しておきたいこと、
起こりやすい副作用への対処法などを知っておけば安心です。

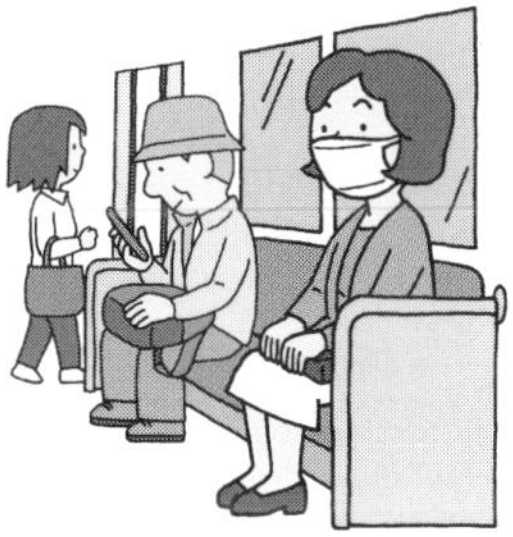

暮らしはどうなる?

療養に専念するかは治療法と病状しだい

長期の入院が必要になることもあれば、ふだんの生活を続けながら治療を進めることもあります。暮らしに及ぶ影響は人それぞれです。

病状が落ち着けば病前と同じように暮らせる

血液のがんとわかり、仕事や暮らしへの影響を不安に思う人も多いでしょう。治療の進め方や今後の見通しは、病気の種類や状態によって異なります。無治療で定期検診を続けるだけならとくに大きな変化はありません。治療開始となった場合も、ふだんの生活を続けながら治療可能な場合もあります。診断後の生活がどう変わるか一概にはいえません。

治療の効果は、実際に治療を進めてはじめてわかることです。治療に専念せざるを得ない時期があるとしても、病状が落ち着けば病前と同じように暮らしていけるでしょう。

心がけたい生活の基本

長期間の入院となる場合でも、通院での治療となる場合でも、治療を続けていくには体力が必要です。生活のリズムを整え、無理のない生活を心がけましょう。

食べる、動く、眠る

体力を落とさないために、しっかり栄養をとりましょう。無理のない範囲で体を動かし、十分な睡眠をとることも大切です。

ストレスをためない

病気のことや将来に対する不安、治療のつらさなどが重なり、ストレスを感じることも多いでしょう。悩みや不安な気持ちはためこまず、まわりの人に話してみましょう。

清潔にする

極端な衛生管理は必要ありませんが、手洗い、歯磨きなどは今まで以上にていねいに。感染の予防は重要な課題です。

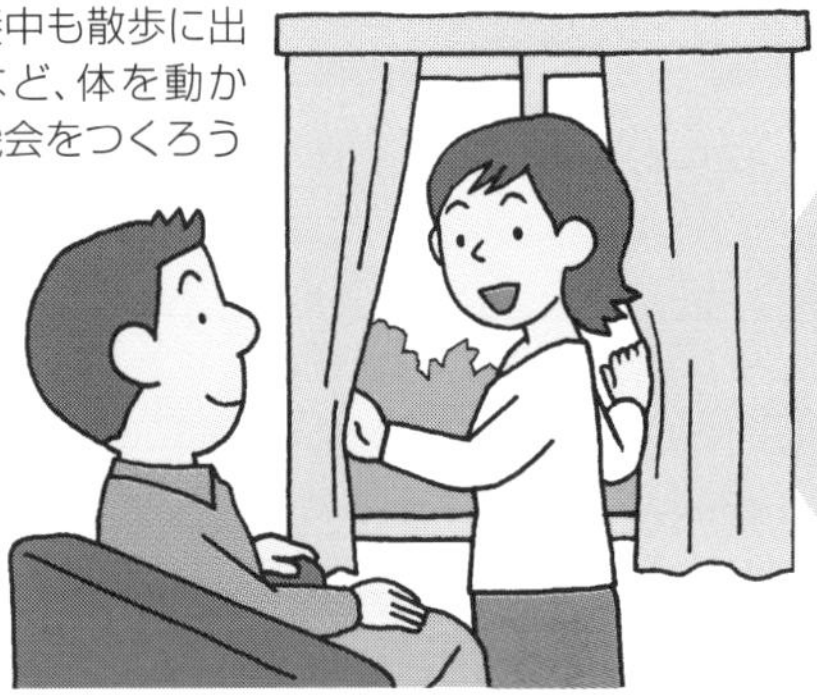

療養中も散歩に出るなど、体を動かす機会をつくろう

仕事とのかねあいは人それぞれ

現役世代の人は、治療と仕事とのかねあいに悩むこともあるでしょう。退職の決断は急がず、担当医の考えを聞き、職場の人ともよく相談してみましょう。

職場の制度を確認

会社などに勤めている人は、休職制度を含め、どのような支援制度があるか、人事や総務など担当部署で確認を。

休職は必要?

治療を開始するにあたり、休職は必要か、休職するとしたらどれくらいの期間を見込めばよいか、担当医に仕事の内容や職場での立場などを詳しく伝え、相談しましょう。

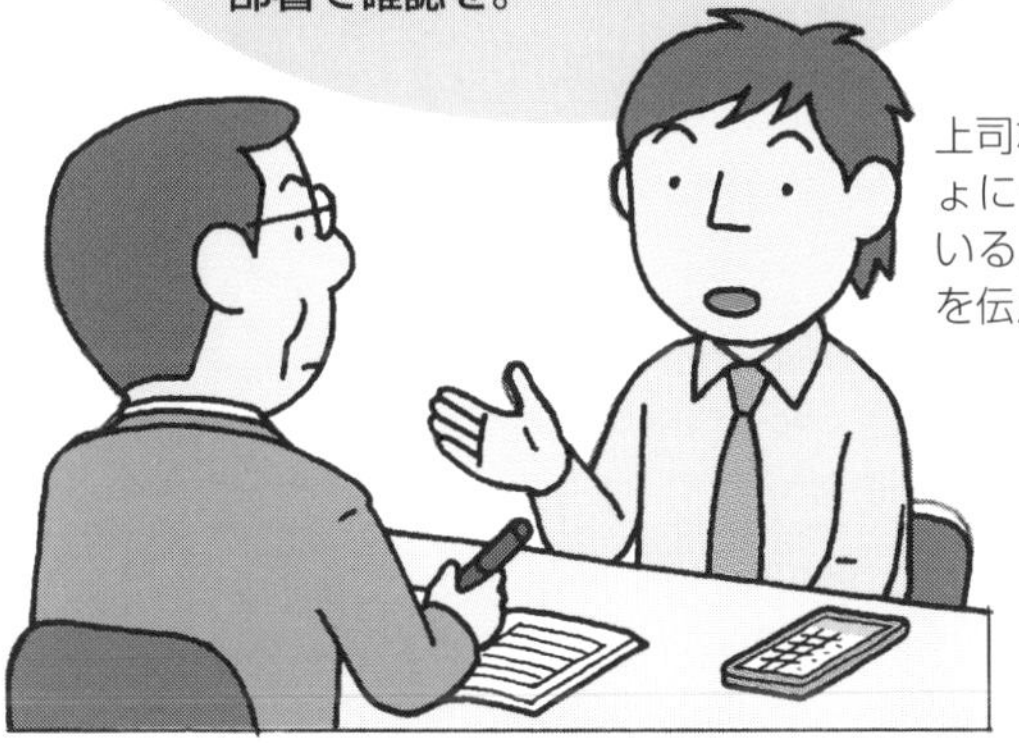

上司など、いっしょに仕事をしている人にも状況を伝えておこう

復帰後の配慮を得られるか?

休職し、長期間入院していた場合などは、思っている以上に体力が低下していることも多いものです。一時期、時短勤務などの制度を利用できるかどうか、職場で相談してみましょう。

高額療養費制度などを利用して費用の工面を

検査費、診療費、薬代など健康保険が適用される医療費は、所得に応じて一ヵ月に支払う自己負担の限度額が決められています(高額療養費制度)。なかには高額な医薬品もありますが、あらかじめ限度額適用認定証の交付を受けておけば、窓口での支払いは限度額までに。交付を受けずに全額支払った場合は、払い戻しを請求できます。加入する健康保険の窓口に確認を。

入院の際にかかる差額ベッド代や食費などは全額自費になります。費用の工面に困っている場合は、病院内の医療相談室などで相談してみましょう。

医療費控除を受ける

支払った医療費のほか、通院のための交通費などもまとめて確定申告をすれば、所得税の一部が還付される

保険の請求も忘れずに

生命保険やがん保険に入っている場合、契約に応じて診断・入院・通院に際して保険金を受け取れる可能性がある。保険会社に確認を

治療を始める前に

現れやすい副作用と対処法を知っておこう

薬物療法には副作用がつきものです。いわゆる抗がん剤に限らず、分子標的薬などでもそれは同じです。防げるものは防ぎ、現れた症状には適切に対応していくことが必要です。

確認しておこう

自分や家族が受ける治療では、どのような副作用が出やすいか、どのような点に注意すべきかあらかじめ知っておけば、いざというときに落ち着いて対応しやすくなるでしょう。

予防する手段

起こる可能性が高いとわかっているものに対しては、あらかじめ予防薬の投与などがおこなわれます。

使用する薬と起こりやすい副作用

薬によって出やすい副作用は異なります。自分（家族）が受ける治療で起こりうることを医療者に確認しておきましょう。説明のパンフレットが渡されたら、しっかり目を通しましょう。

症状が出たときの対応

外来で治療を受けている場合は、副作用と思われる症状が現れたときの対応のしかたを確認しておきます（→P92）。夜間・休日を含め、緊急時の連絡先も確認しておきましょう。

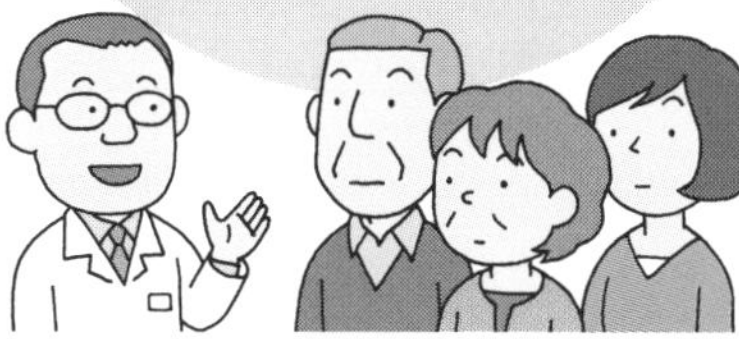

個々の薬剤に関する詳しい情報を得るには、独立行政法人 医薬品医療機器総合機構（PMDA）のサイトに掲載されている「患者向医薬品ガイド」も有用

予防と出現時の適切な対応が重要

治療によって起こりうる副作用は、さまざまなものがあります（→P87）。不安に思うのは当然ですが、たとえば抗がん剤の使用でよく起こる吐き気は、制吐剤の使用で大半は予防できます。不快な症状は、薬と生活の工夫でやわらげていくことができます。

自覚症状に乏しい副作用については検査で状態を確認していきますが、重症化を防ぐためには、発熱、せきなどのサインがみられたら、すぐに適切な対応をとることが重要です（→P90）。

予防できるものは予防し、防げずに現れた症状には適切に対応しながら、乗り切っていきましょう。

- アレルギー反応による血圧低下、呼吸困難や、抗体薬の点滴時にはインフュージョンリアクションが起こることがある（→P45）
- 点滴時に薬剤が血管の外に漏れると、数時間から数日後に炎症、腫れや痛みを起こすおそれがある

現れやすい副作用と現れやすい時期

薬の副作用には自分でわかる症状と、検査しないと気づきにくいものがあり、出現しやすい時期もさまざまです。

投与日 → 数日後 → 数週間後 → 数カ月後

自覚症状として現れる副作用

数日後

投与後間もない時期には、吐き気・嘔吐、食欲不振、倦怠感（つかれやすさ）が出やすい。便秘・下痢や、出血性膀胱炎、排尿障害（尿の出にくさ）などが現れることも

数週間後

精神症状
プレドニゾロン、デキサメタゾンなどの使用量が増えると情緒不安定、不眠などの精神症状がみられることも

味覚障害や口内炎、皮膚のかゆみ、発疹、脱毛、手足のしびれなどが現れることがある。骨髄抑制の影響で感染症にかかりやすくなる。発熱などのサインに注意（→P90）

数カ月後

息切れ、せき、動悸などの症状は、晩期合併症のサインであることも（→P98）

検査でわかる副作用

数日後

腫瘍崩壊症候群
薬が効いてがん細胞が一気に死滅（崩壊）すると、がん細胞の死骸から出た成分の影響で腎不全や不整脈が起こることも。血液検査、尿検査などで早めに気づける

数週間後

骨髄抑制による好中球減少は投与の1～2週間後がピーク。血小板減少による出血しやすさ、赤血球の減少による貧血などが生じることも

肝機能障害
腎機能障害
心機能障害

数カ月後

間質性肺炎（→P90）や、心機能障害などの晩期合併症(→P98)が現れることも

感染症に注意①

白血球の減少による免疫力の低下に備える

血液のがんの治療中はとくに白血球が減りやすくなります。なかでも減りやすいのが好中球ですが、病気の種類や用いる薬によってはリンパ球の減少が問題になることもあります。

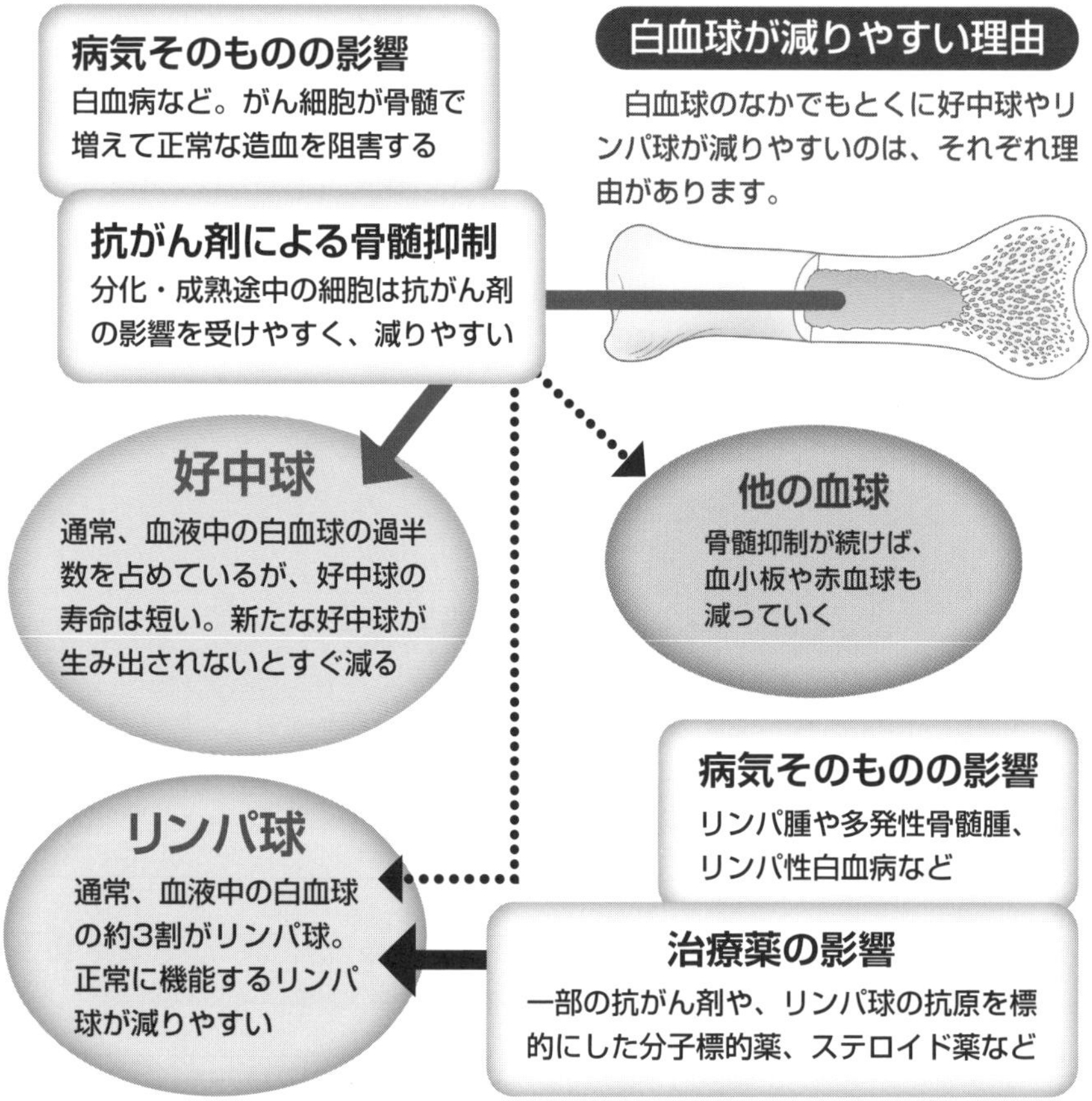

白血球が減りやすい理由
白血球のなかでもとくに好中球やリンパ球が減りやすいのは、それぞれ理由があります。
病気そのものの影響
白血病など。がん細胞が骨髄で増えて正常な造血を阻害する
抗がん剤による骨髄抑制
分化・成熟途中の細胞は抗がん剤の影響を受けやすく、減りやすい
好中球
通常、血液中の白血球の過半数を占めているが、好中球の寿命は短い。新たな好中球が生み出されないとすぐ減る
他の血球
骨髄抑制が続けば、血小板や赤血球も減っていく
病気そのものの影響
リンパ腫や多発性骨髄腫、リンパ性白血病など
リンパ球
通常、血液中の白血球の約3割がリンパ球。正常に機能するリンパ球が減りやすい
治療薬の影響
一部の抗がん剤や、リンパ球の抗原を標的にした分子標的薬、ステロイド薬など

感染症を防ぐための備えが必要

骨髄で血液細胞がつくられにくくなることを「骨髄抑制」といいます。抗がん剤は骨髄抑制を起こしやすく、とくに好中球の減少が予想されます。リンパ腫などに対して用いる抗がん剤のなかには、リンパ球をいちじるしく減らすものもあります。

白血球が減っても、ただ減っているだけなら自覚症状はほとんどありません。しかし、白血球には免疫という重要な役割があります。免疫力が低下すれば、ふだんは問題にならないような細菌やウイルスが体内で急速に増え、重い感染症を引き起こすこともあるため、事前の備えが必要です。

白血球減少の影響と備え方

免疫を担う白血球は、健康なときには4000〜9000／μLありますが、これが2000／μL以下になると感染が起こるリスクが高くなるとされます。

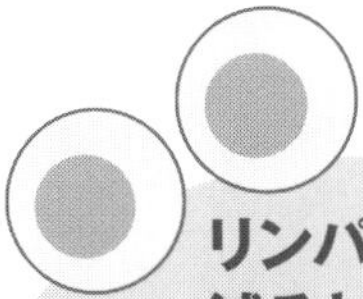

リンパ球が減ると……

ふだんおとなしく体内に潜伏しているウイルスや細菌が、手薄になった免疫のすきをついて暴れ出し、病気を引き起こすことがあります。帯状疱疹やニューモシスチス肺炎などがその例で、まとめて日和見感染症といわれます。

好中球が減ると……

好中球が500〜1000/μL未満になると、ふだんなら問題にならないような弱毒の菌が原因となって、感染症を起こすおそれがあります（→P90）。

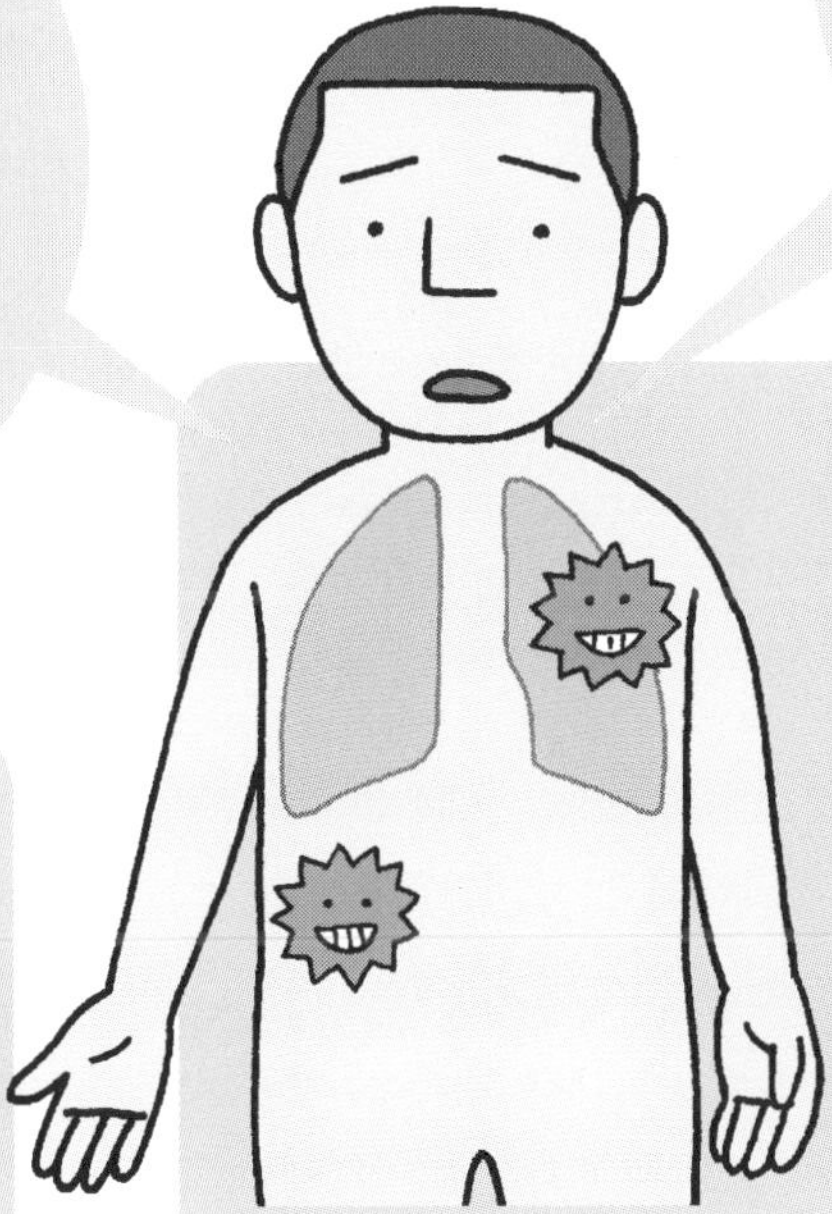

リンパ球減少への備え

正常なリンパ球が減っている、あるいは高度に減少することが予想される治療を受ける患者さんに対しては、日和見感染症を予防するためにあらかじめ抗菌薬（ST合剤）や抗ウイルス薬を処方されることがあります。

帯状疱疹は予防ワクチンがあります。接種を受けておくのもよいでしょう（→P91）。

好中球減少への備え

病気の種類にもよりますが、好中球減少が強く現れると予想される薬を使うときは、好中球を増やす働きがあるG-CSF（顆粒球コロニー形成刺激因子）製剤を使用します。実際に減ってからではなく、減る前から予防的に使うことで減少の程度を軽くすることができます。

骨髄性白血病では白血病細胞を増やすリスクがある一方、再発率には影響ないとも報告されています。

G-CSF製剤

好中球への分化を促す作用がある。短期作用型と長期作用型があり、投与のタイミングや回数は製剤によって異なる

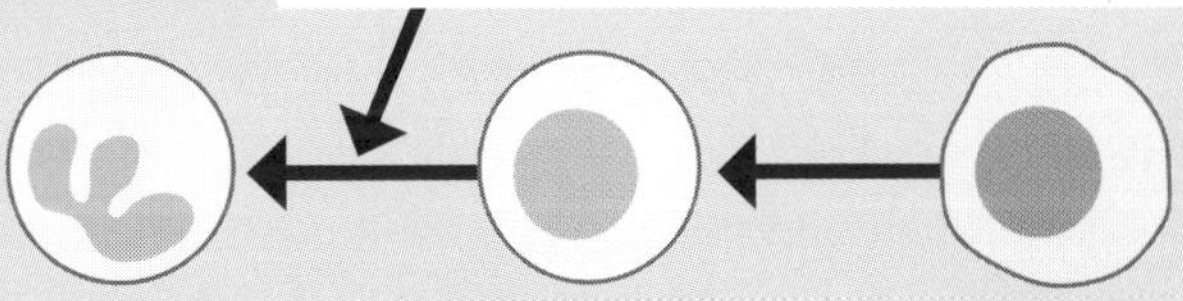

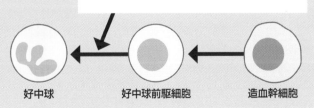

感染症に注意②

急な発熱には即対応。感染予防の心がけを

あらかじめ対策を講じていても、感染症が起こる危険性はあり続けます。早い段階で適切に対応するとともに、感染のリスクを下げる行動を心がけていきましょう。

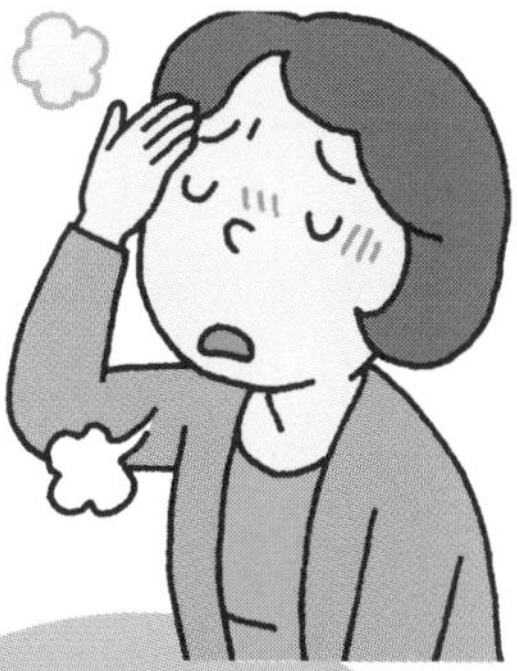

感染症のサイン

免疫の働きが低下しているときに感染が生じると、ときに命にかかわる事態になることもあります。サインに気づいたら早めの対応が肝心です。

高熱が出た

最も好中球が減るのは治療開始後7～14日目頃。通院治療中、この時期に37.5度を超えるような熱が出たら、「発熱性好中球減少症」と考えて、医療機関に連絡のうえ受診したり、あらかじめ処方された抗菌薬や解熱薬を服用したりしましょう。

発熱性好中球減少症とは?

いちじるしく好中球が減っている※ときに、37.5～38度以上の発熱がみられる状態。痛みや腫れなど炎症による症状ははっきりしなくても、発熱そのものが重大な感染症のサインととらえられます。

※好中球500/μL未満、または1000/μL未満で48時間以内に500/μL未満に減少することが予想される状態

せき、のどの痛みなど

熱はあまり高くなくても、せきがひどい、のどが痛いなどという場合には要注意。感染症のサインかもしれません。

感染症以外の原因であることも

せきや息苦しさは、心不全や、治療薬そのものの影響で起こる「間質性肺炎」の可能性もあります。症状が続くようなら早めに医療機関に相談を。

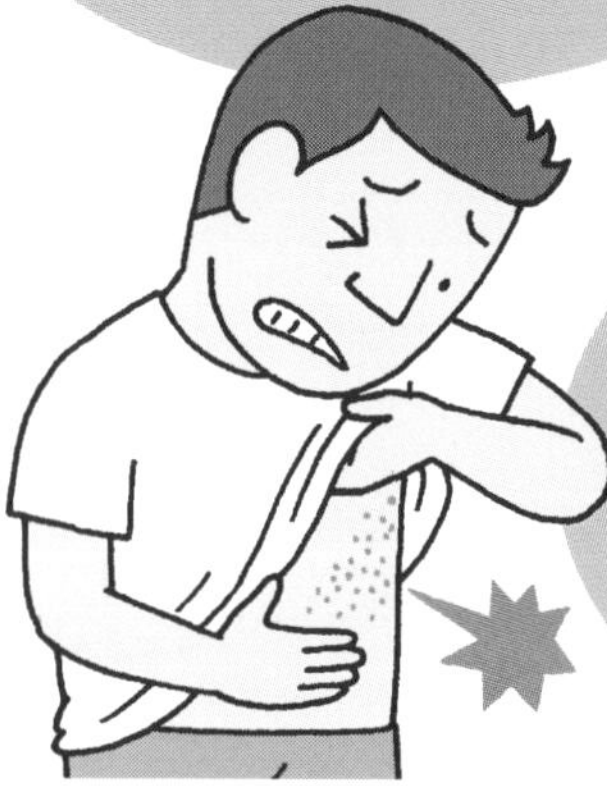

皮膚にポツポツが出てきた

帯状疱疹の可能性があります。かつてかかった水ぼうそうのウイルスは体内に潜み続けています。そのウイルスが急激に増殖し始めると、胸や背中、顔面や足などに痛みのある発疹が帯状に現れます。抗ウイルス薬の服用がすすめられます。

暮らしのなかの感染予防策

ウイルスや細菌を完全に避けて暮らすことはできませんが、感染のリスクを減らすことはできます。

歯磨きと口内のケアを心がけて

口内の常在菌が、全身の感染症を引き起こす原因になることもあります。毎日の歯磨きは念入りに。時間に余裕があれば、治療前に歯科にかかり、虫歯の治療や、歯石の除去などのケアを受けておきましょう。

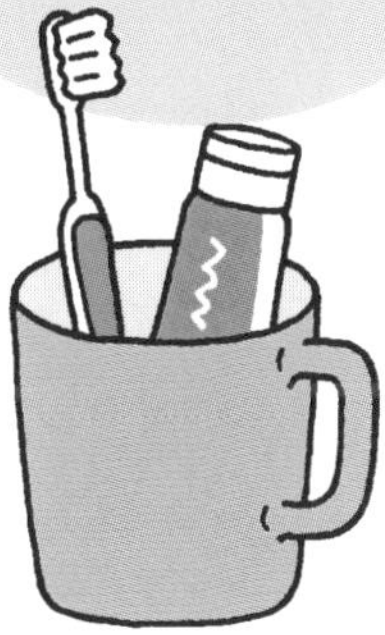

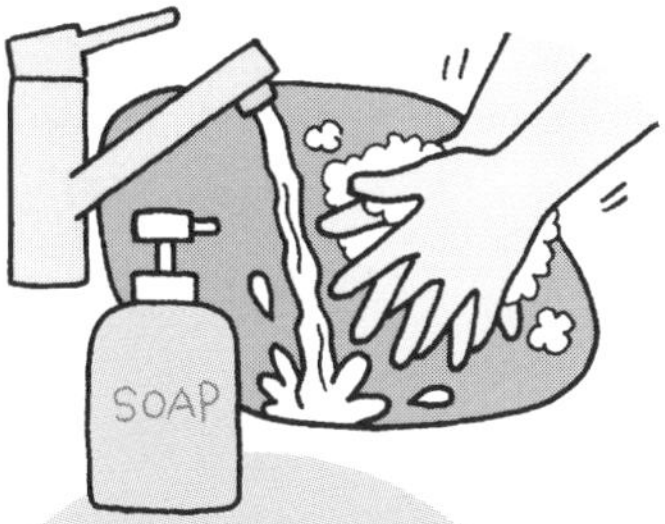

手洗い、うがいはていねいに

外からウイルスや細菌を入り込ませないためには、手洗い、うがいが有効です。

なるべく人混みは避ける

ウイルスは、人から人へと感染することも多いもの。外出時は人混みを避け、マスクの着用を。

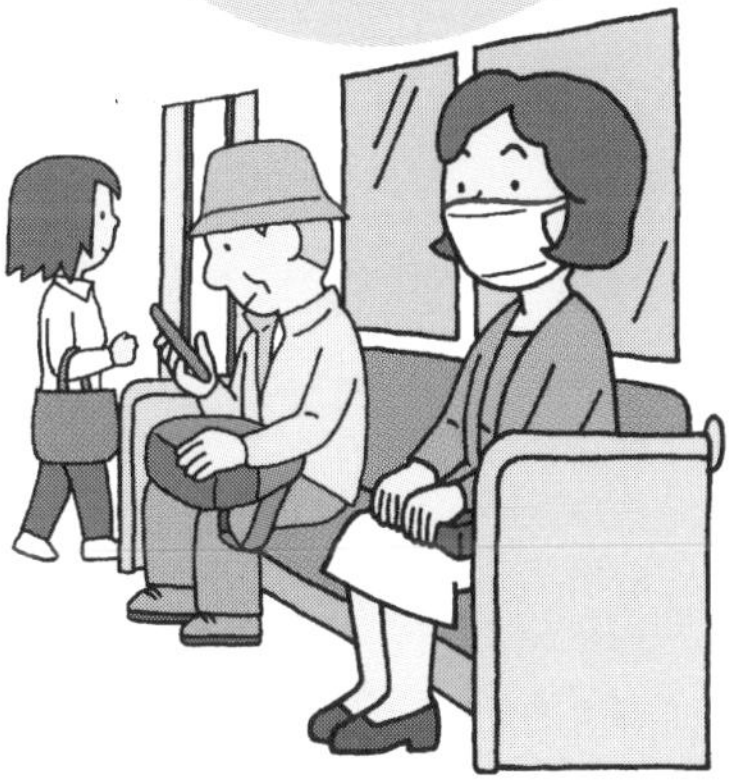

予防接種は受けたほうがよい?

ワクチン接種が有効な感染症もあります。肺炎球菌のワクチンや、感染症の流行時期にはインフルエンザのワクチンなどを接種しておくとよいでしょう。

ただ、治療中や治療終了直後にワクチンを打っても効果は得にくいとされています。とくに抗体をつくるB細胞を標的にした薬を使用している場合には、その傾向が強いようです。また、生ワクチン（弱毒化したウイルスを利用したワクチン）は避けてください。帯状疱疹の予防ワクチンのなかには、生のものもあります。不活化ワクチンを選ぶようにしましょう。

感染のサインに適切に対応することが重要

白血球が減っているときには、ふだんは共存している菌などが感染症の原因になることもあります。感染を防ぐ心がけは大切ですが、より重要なのは、発熱など感染のサインが起きたときに適切な対応をとり、重症化を防ぐことです。

治療を始める際、医療者からの説明をよく聞き、不安な点は確認しておきましょう。発熱時などの対応を知っておけばあわてずにすむでしょう。

気がかりな症状が出てきたら医療者に相談

治療に伴うつらい症状の多くは、やわらげることができます。がまんしたからといって治療効果が上がるわけではありません。医療者に状況を伝え、対応を考えてもらいましょう。

がまんしないで相談を

とくに外来で治療を受けている場合は、「こんなことで相談しても」とためらう人もいます。しかし、治療を続けていくうえでは、つらい思いはがまんせず、医療者に伝えてサポートを受けることが重要です。

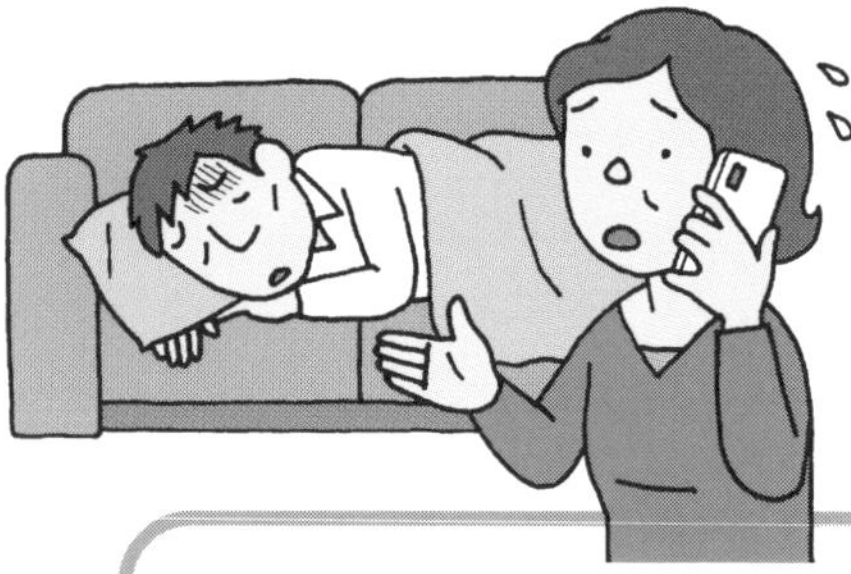

緊急時の連絡先に連絡し、指示をもらおう

症状をやわらげられるかも

がんの治療薬が年々進化を遂げてきたように、副作用への対処法も進化しています。吐き気・嘔吐はたいていの場合コントロールできます。便秘や下痢についてもそれぞれ薬で対応可能です。

▼早く連絡したほうがよいサイン

- ●発熱して服薬を始めても、体温37.5度以上が続く
- ●動悸や息苦しさ、空咳《からせき》が急に現れたり、だんだん強くなったりしている
- ●嘔吐や下痢がひどく水分もとれない
- ●むくみがひどい
- ●尿が出ない
- ●ぐったりして、意識がもうろうとしている

別の手当てが必要かも

事前の説明にはなかった症状が現れたときも相談を。治療の副作用か、病状の悪化によるものか、感染症などの合併症の症状か、もとの病気や治療の副作用とは関係のないまったく別の問題なのかを判断し、必要な対応をとるのは医療者の役目です。

薬の減量・変更が必要かも

症状の現れ方や程度によっては、原因となっている薬の量を減らしたり、別の種類の薬に変えたりしたほうがよいこともあります。

自分でできる工夫が症状を楽にすることも

つらさの軽減は、患者さんの生活の質の改善につながります。

無理のない範囲で体を動かし、気晴らしを

倦怠感が強いときには、無理せずゆっくり休みましょう。気持ちが悪かったり、食欲がなかったりするときは、音楽を聴いたり、体を動かしたりして気を紛らわすのもよいでしょう。

入院中でも歩くこと、必要に応じてリハビリを受けることは可能です。

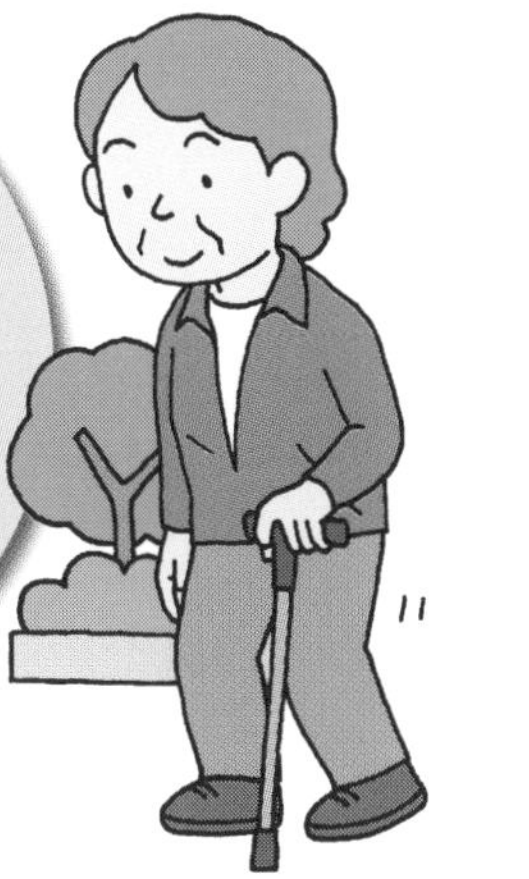

脱毛は一時的なもの

抗がん剤の種類によっては投与開始後2～3週間くらいから脱毛が起こります。髪の毛だけでなく眉毛やまつげも抜けていきます。精神的なダメージが大きいかもしれませんが、薬物療法が終われば1～2ヵ月ほどで徐々にまた生えてきます。

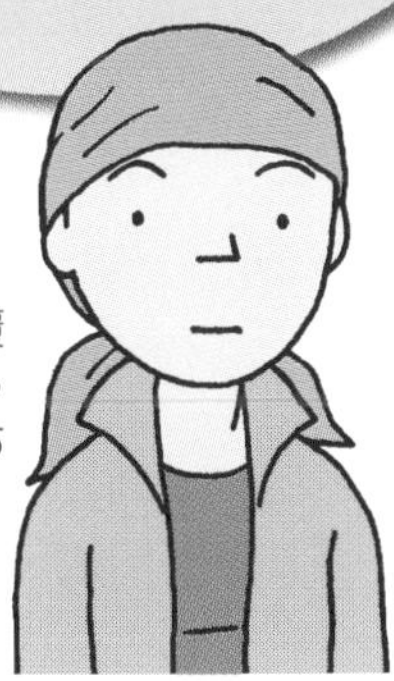

頭をすっぽり覆う帽子をかぶっていれば目立ちにくい

しびれは動かす、温める

手指のしびれが現れると改善に時間がかかります。動かしたり、温めたりすることで楽になることもあります。

程度によっては、原因となっている薬※の減量や変更が必要な場合もあるので、医師に伝えることも必要です。

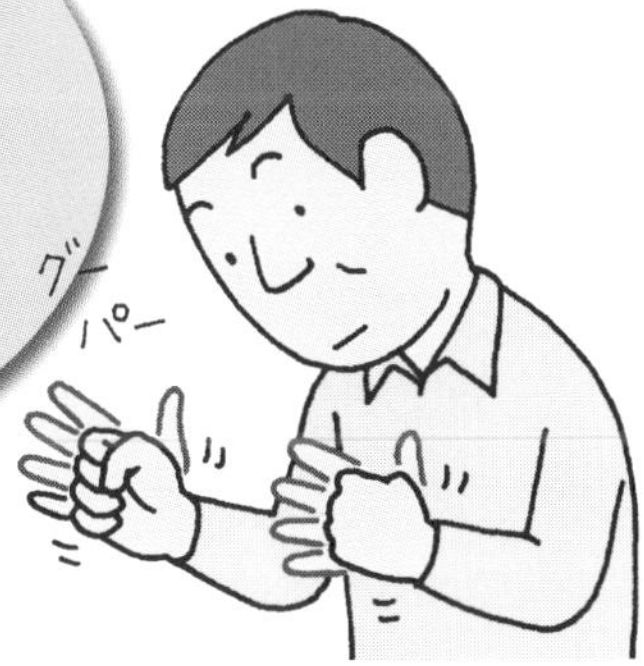

※抗がん剤のビンクリスチンや、ボルテゾミブ、分子標的薬のポラツズマブ ベドチン、ブレンツキシマブ ベドチンなど

水分補給はしっかりと

脱水は、さまざまな症状の悪化につながります。食欲が低下しているときも、水分は意識的にたっぷりとるようにしましょう。

つらさを軽くすれば治療も続けやすくなる

治療の副作用はさまざまな形で現れます。気がかりな症状、つらい症状が出てきた場合には、がまんせず、医療者に相談してください。担当医にかぎらず、看護師、薬剤師などの医療スタッフに状況を伝えるのもよいでしょう。

つらいと訴えたら、効果的な治療を受けられなくなるのではと心配する人もいますが、むしろ逆です。適切に対処することで状態が改善すれば、治療を長く続けやすくなります。

食事の工夫

食欲がなくても食べやすいもので栄養補給

体力を保つためにしっかり食べたい、食べてほしいと思っても、食が進まないこともあります。無理に食べよう、食べさせようとせず、少しでも食べられるものを探していきましょう。

食べられない理由が明らかなことも

食欲がわかない理由はさまざまです。明らかな原因があれば、その対応も必要です。

経口補水液などを利用

食欲がなくても水分は十分とりましょう。嘔吐や下痢がひどければ電解質の補給も大切です。

- ●経口補水液は、ナトリウムやカリウムなどの電解質濃度が高め
- ●スポーツドリンクは、電解質のほか糖分も多め

吐き気・嘔吐があるときは無理しない

症状が強ければ、無理に食べることはありません。食べられそうなときに少しずつ口にしてみます。のどごしや口当たりがよく、においがあまり強くないものがよいでしょう。

▼食べやすい食品の例

うどん

おかゆ

茶碗蒸し

煮魚

豆腐

ヨーグルト

ゼリー／ゼリー飲料

とろみをつけた汁物やスープ（ぬるめに）

プリン

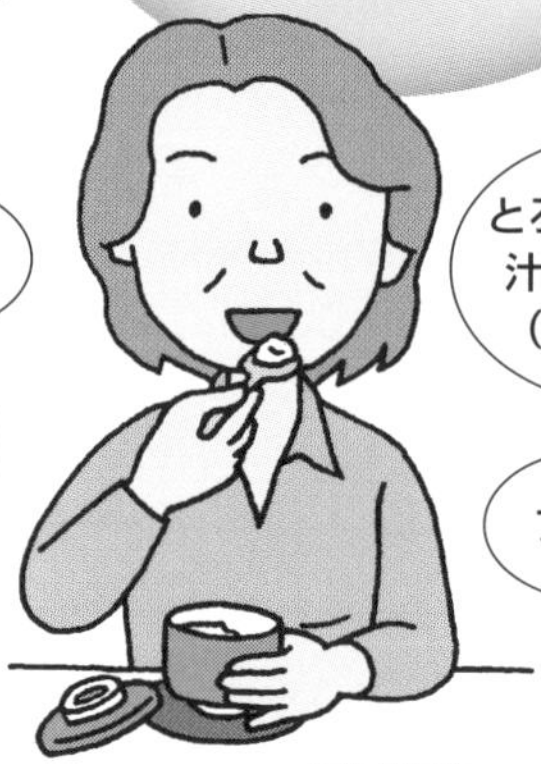

口内炎があるときは薄味に

塩分、酸味は痛みのもと。薄味がよいでしょう。熱すぎず、冷たすぎず、室温程度のものが食べやすいでしょう。

味覚障害があるときは濃いめの味が好まれる

口内炎などがなければ、味の濃いもののほうが食べやすいという人も。カレーやカップラーメンなどが好まれます。

便秘は薬で症状の改善を

薬が影響していることもありますが、食事や水分の量が減れば便秘がちに。適宜、薬の処方を受けるとともに、できるだけ体を動かすことも便秘解消につながります。

下痢のときは胃や腸に負担のかからないものを

下痢が続くようなら薬を処方してもらいます。食べられそうなら、胃や腸に負担のかからないものをとりましょう。

栄養相談を受けることもできる

患者さんの食が細くなると家族の焦りは強まりがちです。治療の影響ならいずれ食べられるようになることが多いもの。それまでは「食べられるものを食べたいときに少しずつでいい」というくらいの気持ちで過ごしましょう。

なかなか食べられずに困っているなら、栄養士の栄養相談を受けることもできます。体重の減少が目立つようなら、医療的なケアが必要な状態かもしれません。早めに医療者に相談してください。

摂取してよい？　控えたほうがよい？

食べたいもの、とりたいものが病状に影響しないか、迷うこともあるでしょう。基本的には以下のように考えられます。

生野菜や果物

新鮮で衛生的なものなら、生野菜や果物を食べても通常は問題ない

サプリメントや健康食品

含有成分が治療薬の働きに影響を及ぼすおそれがないか、医療者に確認したほうがよい

アルコールやタバコ

飲酒に関しては治療に影響がないか担当医に相談を。少量なら許可されることが多い。喫煙は合併症の重症化にもつながりかねないため、禁煙が必要

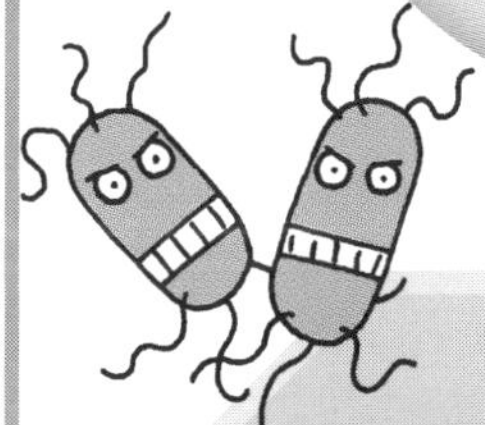

食中毒に注意

健康なときでも食中毒は危険な病気ですが、好中球が減少しているときに食中毒になると重症化しやすいため、とくに注意が必要です。

- ●魚、肉、卵は十分に加熱して食べる
- ●調理用具を清潔に
- ●残りものは冷蔵して早めに食べる

小児・AYA世代

「これから」が長いからこそ支えが必要

子どもや若い人が血液のがんになった場合、治療中、治療後の悩みは、中高年の患者さんとは異なる面が多いもの。起こりうる問題を知っておくことが必要です。

発症年齢による特徴

強力な治療により、何年にもわたって再発なしに過ごせる人が増えています。一方で、若いからこその問題も明らかになってきています。

0～14歳

治りやすいが治療の影響も現れやすい

小児期に発症した血液のがんの治療成績は年々上がっており、それとともに治療の影響による晩期合併症（→P98）に対する意識も高まっています。

小児の場合、各種ホルモンの異常がみられる内分泌障害や低身長、骨や筋肉の量が増えにくいなどといった問題が出やすくなります。

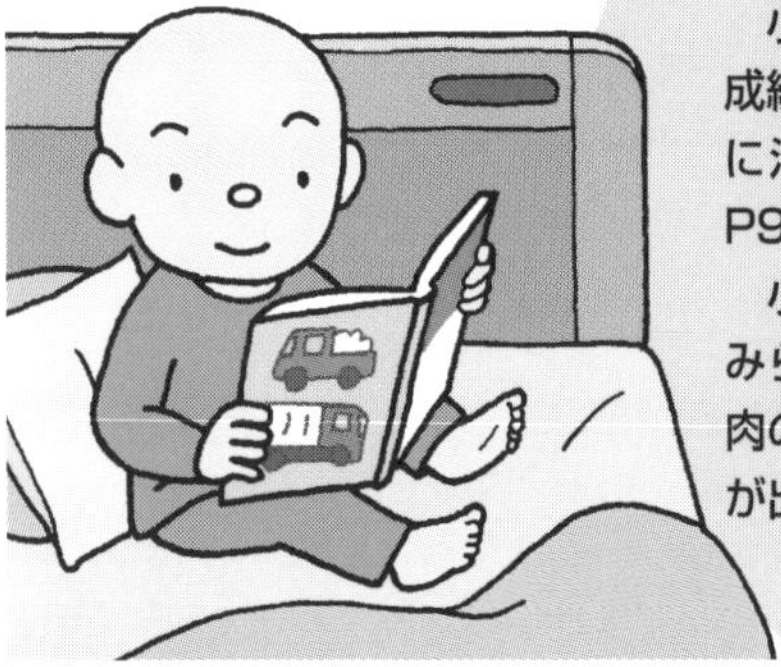

「小児がん」として小児専門の診療科で治療が進められる

10代後半

※厚労科研「総合的な思春期・若年成人（AYA）世代のがん対策のあり方に関する研究――ガイドラインの作成/思春期・若年世代のがん患者およびサバイバーのニーズに関する包括的実態調査」による

自分の将来や、学業への不安が大きい

10代の患者さんの治療中の悩みのトップ5※は、「今後の自分の将来のこと」「学業のこと」「体力の維持、または運動すること」「診断・治療のこと」「後遺症・合併症のこと」。治療と学業、課外活動との両立に悩みつつ、病気のことを知りたい意欲もみられます。

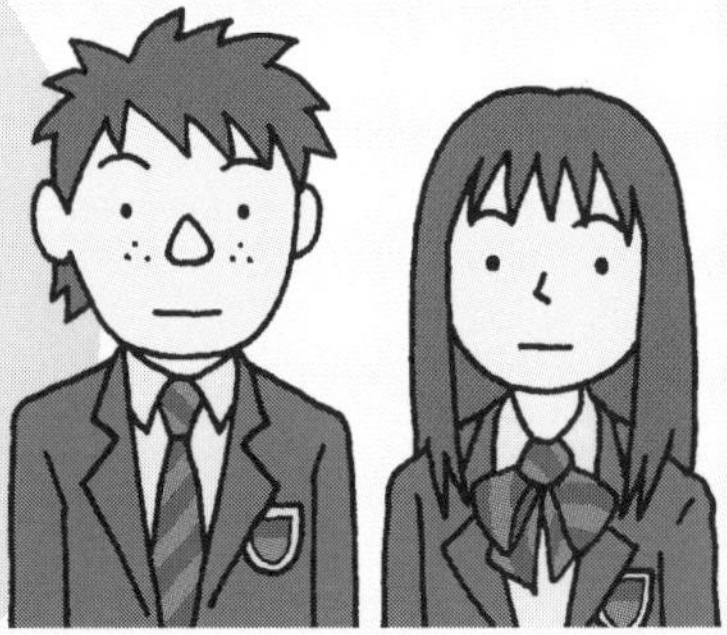

急性リンパ性白血病では、小児向けのより強力な薬物療法が推奨される

治療後、何年たっても相談できる場は必要

子どもや若い世代の場合、治療後に長い人生が待っています。小児がんの専門医療機関では、「長期フォローアップ外来」の設置が進んでいます。

AYA世代の患者さんについても、同年代の患者さんが集える場を設けている医療機関や、患者会などが増えています。がん相談支援センターでも相談が受けられます。再発のおそれはほぼなくなったとしても、そうした相談の場は確保しておけるとよいでしょう。

生殖機能の低下・喪失が心配なとき

抗がん剤の使用や放射線照射により、生殖機能が低下したり、失われたりすることもあります。診断を受けたときには考えにくいかもしれませんが、将来、「自分の子どもがほしい」と思う日がくるかもしれません。その日のためにどのような備えをするか、早めに担当医や医療スタッフに相談してください。精子や卵子、受精卵の凍結保存などといった方法で備えることができます。

20～30代

仕事や経済的な問題への悩みも

学業にかわって、仕事のこと、経済的なことに関する悩みが増えてきます。生殖機能に関する問題も、より明確に意識されるようになります。

AYA世代

思春期の子どもや、若年成人（Adolescent and Young Adult）をまとめてAYA世代といいます。進学、就職、結婚などのライフイベントの多い年代だからこそ、AYA世代の患者さんの悩みは複雑です。

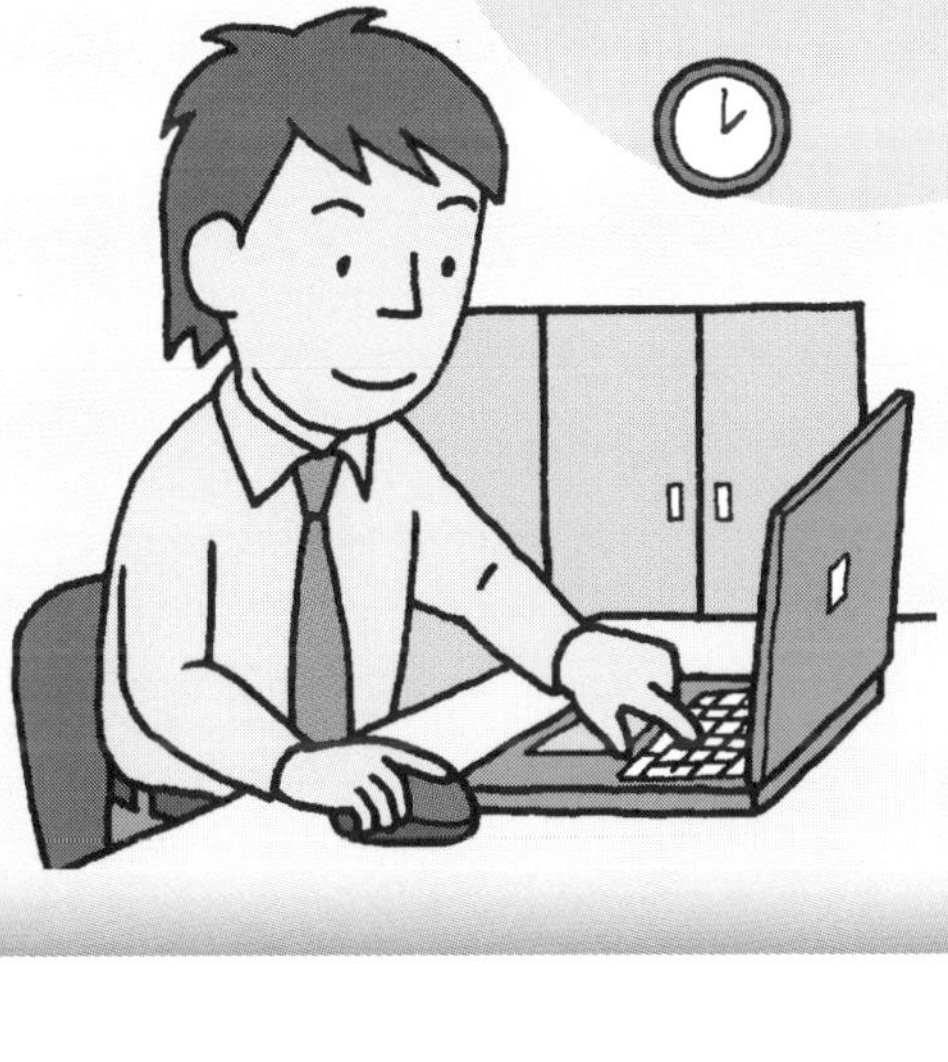

休職制度などを活用して、働き続けられる道を探ろう（→P85）

COLUMN

あとから現れることもある治療の影響

治療終了後も定期検診を続ける

治療終了後、安定した状態が続く人も多いのですが、治療がもたらす好ましくない影響があとから現れることもあります。これを晩期合併症（晩期障害）といいます。

抗がん剤を使った治療や放射線照射を受けた場合には、後年、骨髄異形成症候群や骨髄性白血病などの新たな血液のがんやその他のがんを発症する二次がん、ドキソルビシンなどの薬では心機能障害、ステロイド薬では糖尿病や骨粗しょう症などが生じることがあります。晩期合併症は必ず起こるわけではありませんが、対処の遅れをまねかぬよう、定期検診を続けることが大切です。治療を受けた病院での定期検診は治療終了後数年で終わることが少なくありませんが、その後は一般の人と同様に、定期的に健康診断や人間ドックを受けましょう。

移植を受けた人はより注意が必要

同種造血幹細胞移植を受けた人は、移植後も長期間、血液内科への通院を続けます。移植後三ヵ月以上たってから、GVHD（→P69）によるさまざまな症状が出始めることがあります（慢性GVHD）。症状があればその緩和をはかります。慢性GVHDは長く続くことが少なくありません。ステロイドや免疫抑制剤を使った治療が長くなると、感染症を起こしやすくなったり、骨粗しょう症、糖尿病などが出やすくなったりするので、その点にも注意が必要です。

慢性GVHD

- 皮膚がカサカサになって固くなる
- 目や口の中が乾きやすくなる
- 肝臓の障害がでる
- 下痢が続く
- 肺が固くなって呼吸しづらくなる　など

健康ライブラリー　イラスト版

血《けつ》液《えき》のがんがわかる本《ほん》

リンパ腫《しゅ》・白血病《はっけつびょう》・多《た》発性《はっせい》骨髄腫《こつずいしゅ》

2023年11月29日　第1刷発行

監　修	伊豆津宏二（いづつ・こうじ）
発行者	髙橋明男
発行所	株式会社講談社 東京都文京区音羽二丁目12-21 郵便番号　112-8001 電話番号　編集　03-5395-3560 販売　03-5395-4415 業務　03-5395-3615
印刷所	TOPPAN株式会社
製本所	株式会社若林製本工場

N.D.C. 493　98p　21cm

KODANSHA

ISBN978-4-06-533695-3

■監修者紹介

伊豆津宏二（いづつ・こうじ）

国立がん研究センター中央病院血液腫瘍科長。1994年東京大学医学部卒業。東京大学医学部附属病院、NTT東日本関東病院、虎の門病院を経て、2017年4月より国立がん研究センター中央病院血液腫瘍科勤務。リンパ系腫瘍を中心に、血液疾患の診療と新しい治療の開発に携わっている。

■参考文献

日本血液学会編『造血器腫瘍診療ガイドライン　2023年版』（金原出版）

「びまん性大細胞型B細胞リンパ腫の難治性病型に対する治療研究：フォローアップ」班『「びまん性大細胞型B細胞リンパ腫」と診断された方へ』

飛内賢正監修『血液のがん　悪性リンパ腫・白血病・多発性骨髄腫』（講談社）

国立がん研究センター中央病院・東病院監修「動画とテキストで学べる！がんの解説」

国立がん研究センター運営公式サイト「がん情報サービス」

●編集協力　柳井亜紀（オフィス201）
●カバーデザイン　東海林かつこ（next door design）
●カバーイラスト　長谷川貴子
●本文デザイン　新谷雅宣
●本文イラスト　松本 剛　千田和幸